ME
TIME

Alles rund um ein
glückliches Selbst

INHALT

DIE KRAFT DES POSITIVEN DENKENS
GLÜCK BEGINNT IM KOPF

GELASSENHEIT ALS SUPERKRAFT
DER WEG ZU MEHR RUHE IM KOPF

WELLNESS FÜR KÖRPER & SEELE
WOHLFÜHLEN IST DIE BESTE MEDIZIN

DIE POSITIVE WIRKUNG DER NATUR

GRÜNE ENERGIE FÜR DICH

VOM TUN, DAS GLÜCKLICH MACHT

LET IT FLOW!

ENTSCHLEUNIGUNG ALS BEREICHERUNG

DIE SÜSSE KUNST DER LANGEWEILE

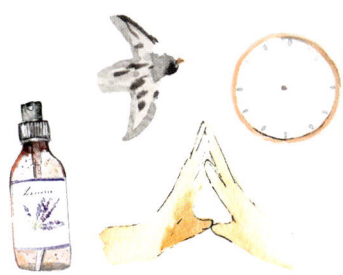

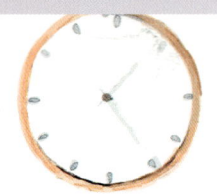
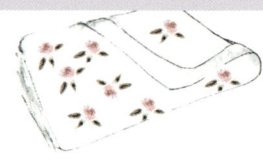
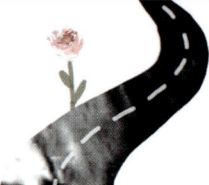
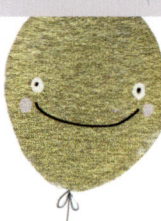
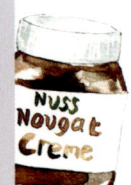
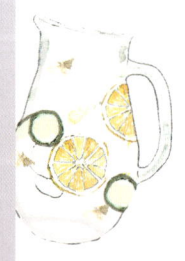
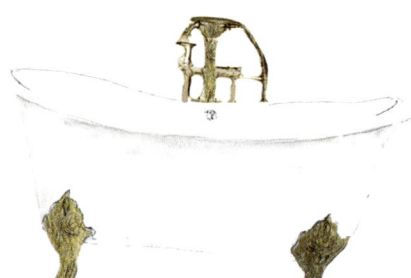
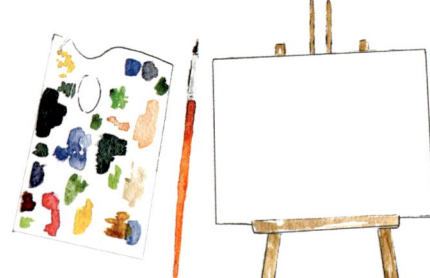

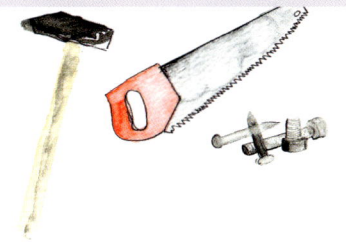
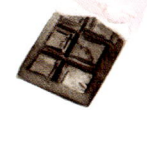
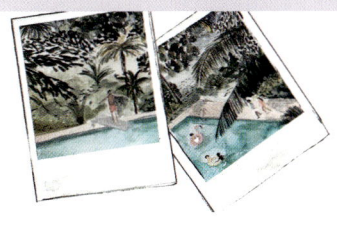

KLEINE FLUCHTEN, DIE UNS STARK MACHEN

Keine Frage, Zeit ist wertvoll und knapp. Darum sollten wir sie weise „verschwenden". Im Alltag planen, optimieren und multitasken wir, was das Zeug hält, um das Maximum aus ihr herauszuholen – 24 Stunden am Tag, sieben Tage die Woche. Wir hetzen von einem Termin zum andern, von einem „Ich muss" zum nächsten. Dabei bleibt meist vor allem eins auf der Strecke: die Zeit für uns selbst, unsere Me-Time.

Gründe dafür gibt es viele. Doch liegt es wirklich an den vielen Stunden, die wir bei der Arbeit, im Stau, mit Putzen oder mit dem Smartphone verbringen? Was hindert uns daran, kleine Auszeiten vom Alltag zu nehmen und einfach mal abzutauchen? Egal, wie lang die To-do-Liste ist, an der wir uns gerade vergeblich abarbeiten – unter den Top 5 sollte immer „Zeit für mich" stehen. Das ist kein Egoismus, das ist eine Notwendigkeit!

Denn nur wer sich und seine eigenen Bedürfnisse ernst nimmt, wird ausgeglichen, zufrieden und glücklich sein.

Tschüss, schlechtes Gewissen! Auf Nimmerwiedersehen, ihr Schuldgefühle! Me-Time ist so wichtig, wie Gemüse zu essen, täglich zwei bis drei Liter Wasser zu trinken, den Körper fit zu halten und die Zähne zu putzen. Nie wieder sollten wir uns unproduktiv oder gar faul fühlen, wenn wir eine Zeitlang gemütlich auf dem Sofa sitzen oder in der Sonne liegen und in die Wolken schauen. Me-Time ist keine Zeitverschwendung, Me-Time ist Zeit, in der wir keine Verpflichtungen haben. In der wir uns ganz auf uns selbst konzentrieren können, auf das, was Körper, Geist und Seele zusammenhält. Und ganz nebenbei können wir Energie tanken und unseren Akku aufladen. Und dann kann der Alltag kommen. Ein kurzer Neustart, und wir sind wieder für alles bereit!

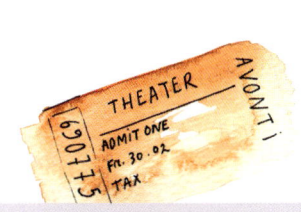
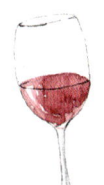
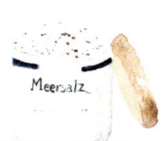
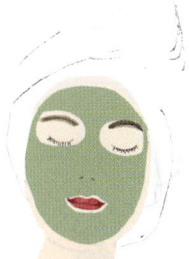

10 FAKTEN ÜBER DIE WICHTIGSTE ZEIT IN DEINEM LEBEN

Die Wissenschaft hat festgestellt, dass Me-Time hilft, das Leben in Balance zu halten und Stress vorzubeugen. Wer sich regelmäßig Zeit für sich selbst nimmt, ist demnach gesünder, kreativer, leistungsfähiger und geistig fitter.

Bei einer Umfrage unter 18.000 Menschen aus 134 Ländern landete *Lesen* auf Platz 1 der beliebtesten Beschäftigungen zum Entspannen, gefolgt von *draußen sein*, *Musik hören* und *nichts Bestimmtes*.

Fast 40 % der Erwachsenen in Deutschland haben nach eigenen Angaben täglich weniger als eine Dreiviertelstunde Zeit zur freien Verfügung.

Die größten Zeitfresser im Alltag:
- den Haushalt machen,
- kochen und putzen,
- im Internet und auf Social Media unterwegs sein,
- im Stau stehen,
- an der Kasse Schlange stehen,
- Überstunden machen.

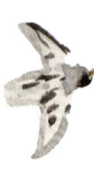

Wer zu wenig Zeit mit sich allein verbringt, schadet seiner Beziehung. Laut einer Studie der University of Michigan ist Me-Time wichtiger für eine glückliche Ehe als ein erfülltes Sexleben.

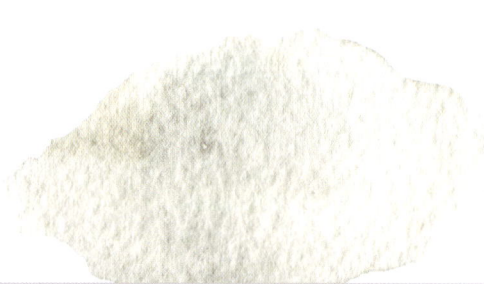

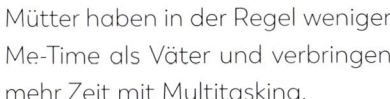

Mütter haben in der Regel weniger Me-Time als Väter und verbringen mehr Zeit mit Multitasking.

Auch Kinder brauchen Me-Time: Sogenannte unstrukturierte Aktivitäten wie Radfahren oder Freispiel kurbeln die Entwicklung der kleinen Gehirne an.

Eine gute Nachricht für alle, die wirklich wenig Zeit haben: Einer Studie aus Großbritannien zufolge ist die Qualität der Me-Time wichtiger als die Quantltät.

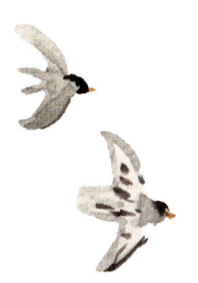

Me-Time kann Schokolade ersetzen! Wer sich ab und zu eine Auszeit nimmt, ist glücklicher und fühlt sich wohler. Dauerstress sorgt dafür, dass weniger Glücks- und Wohlfühlhormone ausgeschüttet werden – und das wollen wir doch nicht alles mit Süßigkeiten kompensieren!

Die Goldene Regel für den Alltag: Nimm dich selbst wichtig.
Nur wenn es dir gut geht, kannst du auch gut zu anderen sein.

SO FINDEST AUCH DU (MEHR) ZEIT FÜR DICH

Keine Zeit für dich? Diese Ausrede zählt ab heute nicht mehr. Schon mit ein paar kleinen Tricks und Kniffen kann sich jeder etwas Me-Time verschaffen – versprochen!

Sei der frühe Vogel: Stehe 30 Minuten früher als gewöhnlich oder vor dem Rest deiner Familie auf und nutze diese Zeit für dich.

Sei spontan: Wenn sich in deinem Tagesablauf plötzlich die Möglichkeit für eine kurze Pause auftut, lass sie nicht ungenutzt vorüberziehen.

Begrab deine Schuldgefühle: Es gibt immer viel zu tun, aber nur wer seinen Akku ausreichend aufgeladen hat, erreicht auch seine Ziele.

Nimm dir deine Zeit: Warte nicht, bis du Zeit hast, sondern fordere sie aktiv von dir selbst ein.

Verabrede dich: Vereinbare regelmäßig ein Date mit dir selbst und trage dieses fest in deinen Terminkalender ein.

Sei streng: Gib deine Zeit für dich nicht einfach zugunsten anderer Verpflichtungen auf. Finde entweder sofort einen neuen Termin für deine Me-Time oder verschiebe die Verpflichtung auf später.

Sag „nein": Wer immer nur „ja" sagt, füllt seinen Terminplan mit Aktivitäten, die gar nicht eingeplant waren und Zeit fressen – auch für die Me-Time.

Nimm dir nicht zu viel vor: Konzentriere dich in deiner Me-Time am besten immer auf eine Sache.

Lass auch mal los: Such einen Babysitter, der dir für eine Weile die Kinder abnimmt, oder gib Aufgaben ab, die auch deine Kollegen übernehmen können.

Sei nicht erreichbar: Schalte während deiner Me-Time dein Smartphone und das Telefon ab. Du kannst später zurückrufen. Oder zieh dich zurück und mach einfach die Tür hinter dir zu.

50 IDEEN FÜR DEINE NÄCHSTE ME-TIME

Vergiss das Müssen und das Sollen: Wenn dein innerer Schweinehund nicht gerne läuft, dann geh nicht mit ihm Gassi! Vielleicht freut er sich stattdessen über eine Auszeit auf dem Sofa, z. B. mit einem guten Buch. Für deine Me-Time gibt es nur eine Regel: Tu etwas, das dich glücklich macht! Hier gibt es ein paar Inspirationen.

1. Fahr an einen Ort, an dem du noch nie zuvor gewesen bist.

2. Lern etwas Neues, z.B. ein Musikinstrument oder eine Handarbeitstechnik.

3. Setz dich an ein Gewässer oder in die Natur.

4. Schlender durch die Stadt.

5. Schreib ein Gedicht.

7. Meditiere, z.B. mit einer Meditations-CD.

6. Zeichne ein Mandala.

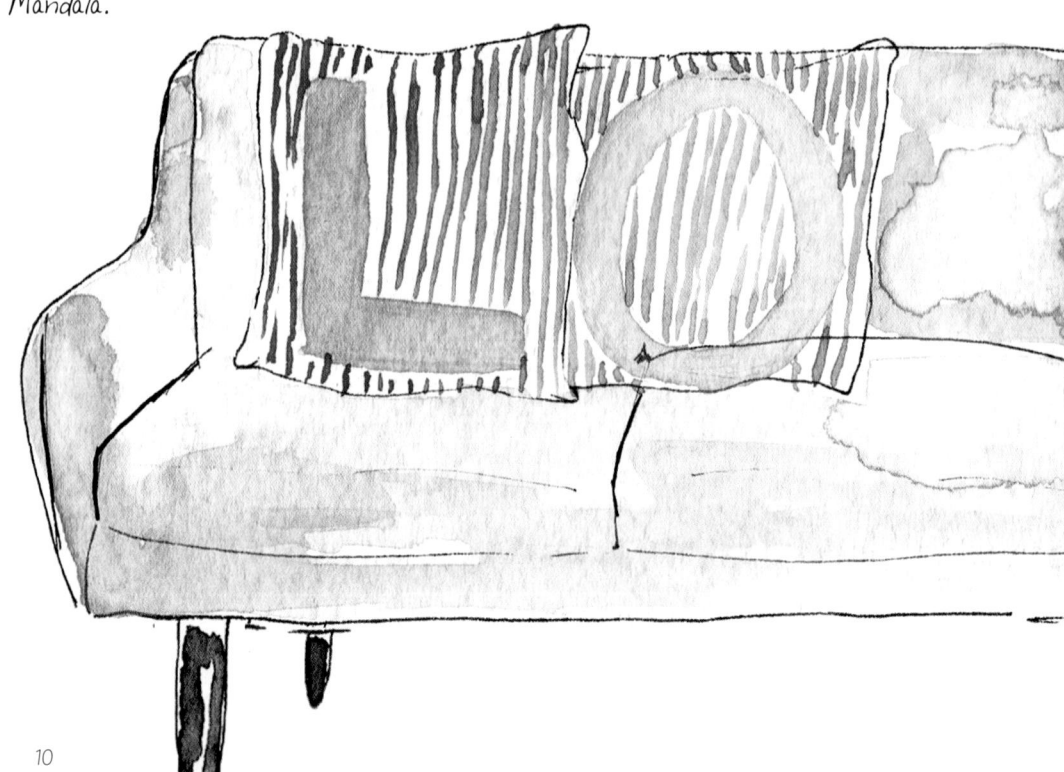

8. Beobachte den Sternenhimmel.

9. Spazier über einen Markt.

10. Schmöker in einer Zeitschrift.

11. Lies ein gutes Buch.

12. Mal in einem Malbuch.

13. Geh spazieren.

14. Streich eine Wand, ein Möbelstück oder irgendetwas anderes mit Farbe an.

15. Lies Gedichte.

16. Studier Wolkenbilder am Himmel.

17. Schreib Tagebuch.

18. Genieß deinen Lieblingsnachtisch.

19. Tank Sonne.

20. Dreh eine Runde mit dem Rad.

21. Tu einfach nichts!

22. Hör deine Lieblingsmusik.

24. Lass dich massieren.

23. Nimm ein Bad.

25. Lackier dir die Fußnägel.

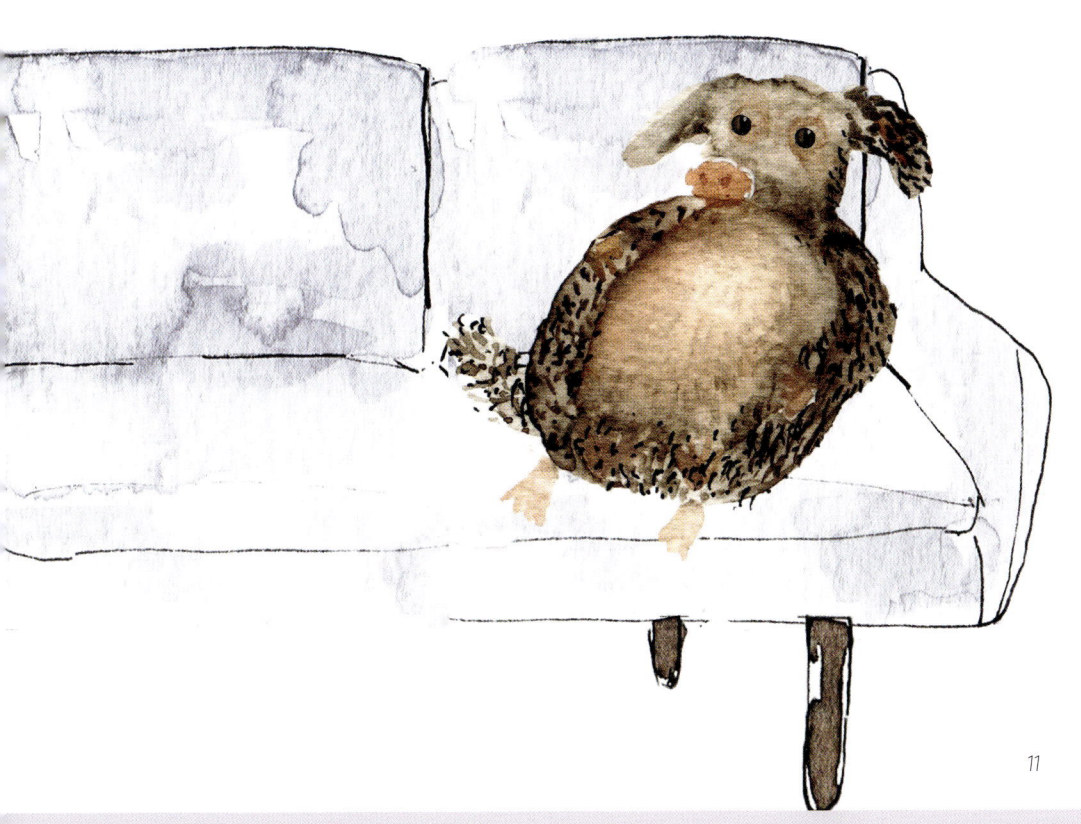

26. Lass dir die Fingernägel maniküren.

27. Verwöhn deine Haut mit einer Gesichtsmaske.

28. Genieß ein Fußbad.

29. Dreh die Musik auf und tanz dazu.

30. Mach Yoga.

31. Probier ein neues Koch- oder Backrezept aus.

32. Schau dir einen schönen Film mit Happy End an.

33. Geh auf Fantasiereise.

35. Plan deinen nächsten Urlaub oder einen Wochenendausflug.

34. Schau alte Fotos an und schwelge in schönen Erinnerungen.

36. Mach einen Schaufensterbummel.

37. Verwöhn deine Hände mit einem Handpeeling.

38. Entspann eine Runde in der Sauna.

39. Genieß einen leckeren Smoothie oder frisch gepressten Saft.

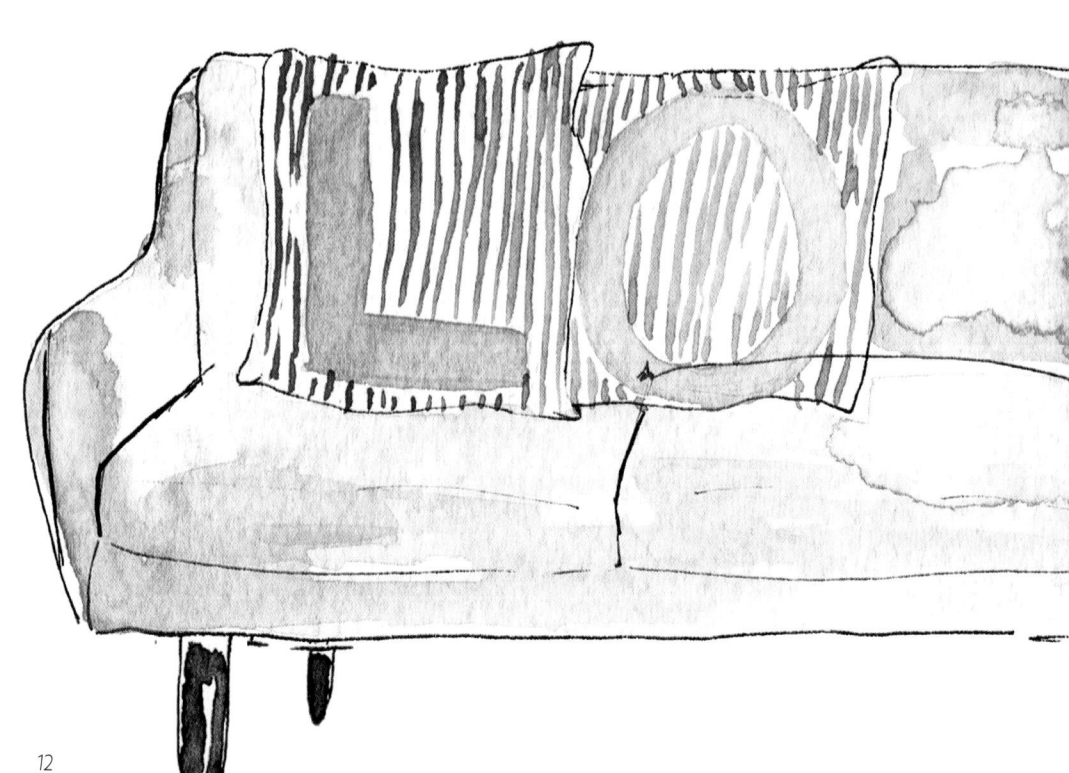

40. Probier einen neuen Look: neues Make-up, neue Frisur, neues Outfit ...

41. Trink Tee oder Kaffee aus deiner Lieblingstasse.

42. Geh schwimmen.

43. Gönn dir eine Mütze voll Schlaf.

44. Pflück oder kauf dir Blumen.

45. Dekorier dein Zuhause um.

46. Genieß ein Glas Wein oder ein Feierabend-bierchen.

47. Pflanz etwas auf dem Balkon oder im Garten an.

48. Mach einen Besuch im Streichelzoo.

49. Schaukel mal wieder!

50. Bestaun den Sonnenuntergang.

Und was fällt DIR noch so ein? Schreib es auf: Ich will ...

....

....

....

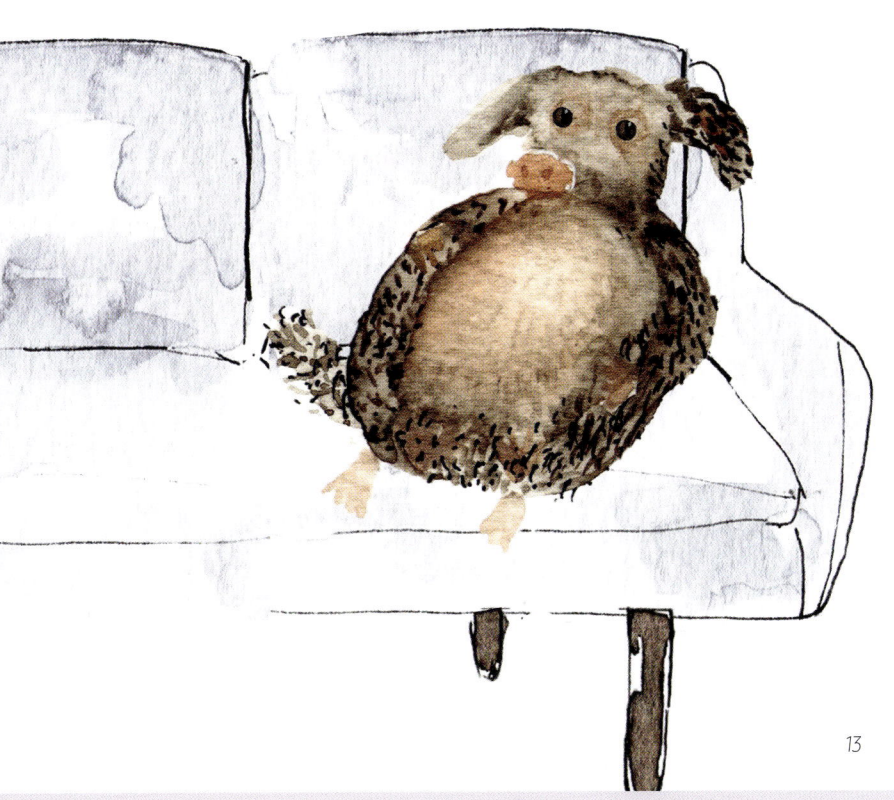

DIE KRAFT DES POSITIVEN DENKENS

GLÜCK BEGINNT IM KOPF

Man kann bekanntlich lange darüber streiten, ob das Glas nun halb voll oder doch halb leer ist. Fakt ist: Am Glas liegt es nicht, dass man sich nicht einig wird. Der Unterschied besteht vielmehr darin, wie man der Realität begegnet. Optimisten sind nicht zufriedener, weil sie mit traumwandlerischer Sicherheit auf der Straße des Glücks wandeln. Aber wenn das Leben ihnen eine Zitrone schenkt, machen sie Limonade daraus.

Das Glück liegt nicht auf der Straße, es beginnt in unserem Kopf. Ganze 40 % unseres Glücksempfindens gehen nach Einschätzung von Glücksforschern auf unser eigenes Konto; nur etwa 10 % hängen von den äußeren Umständen ab, und der Rest liegt in der Struktur unseres Gehirns begründet. Die frohe Botschaft der Wissenschaft lautet: Glück ist machbar. Und zwar für jeden! Indem wir innehalten, meditieren, achtsam oder dankbar sind, können wir die Ausschüttung von Glücksbotenstoffen ankurbeln.

Der Haken: Unser Gehirn ist von Haus aus ein Pessimist, der niemals schläft. Ununterbrochen jagt ein Gedanke den nächsten, ob wir es wollen oder nicht. Es lohnt sich also, darauf zu achten, mit welchen Gedanken wir unseren Kopf füllen: Wenn wir eh schon denken müssen, warum dann nicht gleich positiv?!

SELBSTTEST: BIN ICH OPTIMIST ODER PESSIMIST?

Optimisten gehen leichtfüßig durchs Leben und halten alles für möglich. Pessimisten sind vorsichtig und bereiten sich darauf vor, dass etwas schiefgehen könnte. Optimisten und Pessimisten ergänzen sich daher im Leben wunderbar. Du willst wissen, zu welcher Sorte du eher gehörst? Kreuze die Antworten an, die am besten zu dir passen, und zähle anschließend die Punkte dahinter zusammen.

1. Wenn ich abends ins Bett gehe, ...
- ☐ schlafe ich einfach ein. (2)
- ☐ denke ich daran, was ich heute Schönes erlebt habe. (1)
- ☐ mache ich mir Gedanken, was ich am nächsten Tag erledigen muss. (0)

2. Wenn ich morgens aufwache, ...
- ☐ stehe ich direkt auf und bin bereit für den Tag. (1)
- ☐ beginne ich den Tag mit einem Lächeln. (2)
- ☐ habe ich Angst vor dem, was heute alles auf mich zukommt. (0)

3. Ein ärgerliches Erlebnis am Morgen ...
- ☐ vermiest mir den ganzen Tag. (0)
- ☐ zieht mich für einen kurzen Moment runter. (1)
- ☐ lächle ich einfach weg. (2)

4. Ich denke häufig ...
- ☐ an nichts Bestimmtes. (2)
- ☐ „Heute ist nicht mein Tag." (0)
- ☐ „Shit happens!" (1)

5. Wenn ich mit Freunden ein Picknick mache, ...
- ☐ plane ich genau, wer was mitbringt. (0)
- ☐ verlasse ich mich darauf, dass jeder an das Wichtigste denkt. (1)
- ☐ freue ich mich darauf, meine Freunde zu sehen. (2)

6. Wenn ich arbeite, ...
- ☐ denke ich bereits daran, was ich danach noch Schönes mache. (2)
- ☐ versuche ich vor allem, Fehler zu vermeiden. (0)
- ☐ ist gut für mich meist gut genug. (1)

7. Mein Lebensmotto könnte lauten:

☐ Rechne mit dem Schlimmsten, um dich optimal vorzubereiten. (0)

☐ Aus Steinen, die dir in den Weg gelegt werden, kann man Schönes bauen. (1)

☐ Das Leben ist schön! (2)

8. Glück ist ...

☐ kostenlos, aber dennoch unbezahlbar. (1)

☐ eine Art zu leben. (2)

☐ wenn die Katastrophe eine Pause macht. (0)

9. Wenn ich eine größere Anschaffung plane, ...

☐ lese ich vorher Testberichte und wäge das Für und Wider ab. (0)

☐ entscheide ich mich ganz spontan. (2)

☐ lasse ich mich auch von meiner Intuition leiten. (1)

WIE VIELE PUNKTE HAST DU?

0–6 Punkte: Du bist eher ein Pessimist. Du kannst Probleme nicht einfach ignorieren und musst sie beim Namen nennen. Das hilft dir oft, Fehler zu vermeiden und Problemlösungen zu finden. Aber pass auf, dass du nicht alles schwarzmalst. Bring ab und zu den kleinen Pessimisten in deinem Kopf zum Schweigen, damit das Grübeln nicht überhandnimmt – z. B. mit einer Optimismusübung (s. S. 17).

7–12 Punkte: Glückwunsch – du nutzt bereits die positive Kraft deiner Gedanken. Du weißt, dass im Leben nicht alles rosarot ist, aber du weißt auch, dass übertriebener Ernst keine Lösung ist. Du gehst Probleme konstruktiv und pragmatisch an. Doch manchmal verlässt dich dein Selbstbewusstsein, und dann machen sich Selbstzweifel breit. Erinnere dich in solchen Situationen an deine Stärken und Erfolge und versuche, dich von innenheraus wieder aufzurichten (s. S. 26).

13–18 Punkte: Du bist eine wahre Frohnatur! Selbstsicher und optimistisch gehst du durchs Leben; Probleme scheint es in deiner Welt nicht zu geben, und wenn, dann kennst du nur Lösungen. Das ist super! Doch hüte dich vor „blindem" Optimismus: Auch Dinge, die man nicht vorhersieht, können einen überrollen. Bewahre dir also ein Stück gesunde Selbstkritik, frei nach dem Motto: „Ich mache keine Fehler, ich lerne nur dazu!"

6 ÜBUNGEN FÜR MEHR OPTIMISMUS

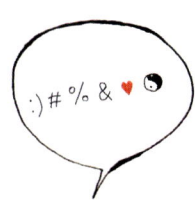

1. Sprich zu dir selbst!
Beginne den Tag, indem du immer wieder in Gedanken einen positiven Spruch zu dir selbst sagst, und beende ihn auch damit. Nutze deinen Spruch als Bildschirmschoner oder als Statusspruch; gestalte dir damit ein Wandposter, schreib ihn auf deine Kaffeetasse oder auf den Badspiegel ... Je öfter die Botschaft dein Gehirn erreicht, desto besser.

Dein Unterbewusstsein liebt Humor! Der Spruch darf also ruhig lustig sein.

2. Schwelge in Erinnerungen!
Sammle Fotos, Textzeilen, Eintrittskarten und andere Erinnerungsstücke an besondere Momente, Menschen oder Erlebnisse. Lege sie in eine hübsche Kiste oder gestalte ein Album damit, und wenn dich negative Gedanken überrollen: Anschauen und glücklich werden!

3. Lass dich nicht runterziehen!
So kriegst du Ärger schneller wieder aus deinem Kopf:
1. Lass deinem Ärger keinen freien Lauf. Das zieht dich nur weiter runter!
2. Lenke deine Aufmerksamkeit auf fünf kleine Glücksmomente, die dir der Tag zu bieten hat: ein Lächeln der Verkäuferin, ein paar Sonnenstrahlen, ein Spaziergang in der Mittagspause, eine freie Parklücke beim Einkaufen, ein entspannendes Bad ... Und schon ist der Ärger nicht mehr so wichtig!

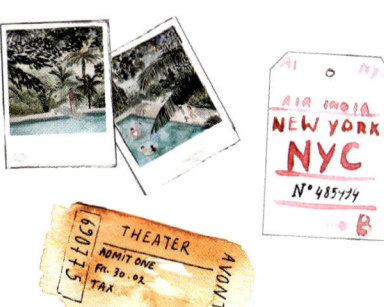

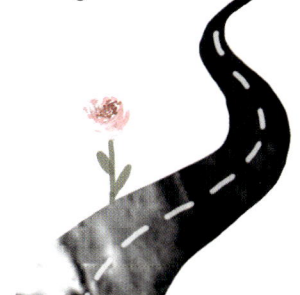

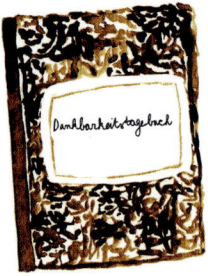

4. Sei dankbar!

Lenk deine Aufmerksamkeit auf die positiven Dinge im Leben und schreib ein Dankbarkeitstagebuch. Nimm dir jeden Abend Zeit, um ein paar Eintragungen zu machen: Was habe ich heute Schönes erlebt? Worüber habe ich mich gefreut? Was hat mich zum Lachen gebracht? Wann habe ich mich nützlich gefühlt?

5. Schenk dir ein Lächeln!

Lächle, so oft du kannst! Ein freundliches Lächeln kann tatsächlich bewirken, dass du dich glücklicher fühlst. Dabei ist es egal, ob du wirklich lächelst oder bewusst ein Lächeln aufsetzt: In deinem Gehirn kommt immer die gleiche positive Botschaft an. Also los: Schau dir eine Komödie an, lies ein lustiges Buch, geh ins Kabarett ... Die Welt ist voller Humor! Sammle ihn ein und verwandle ihn in ein Lächeln.

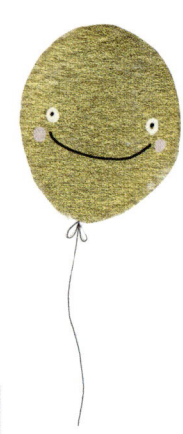

Schau beim Lächeln in den Spiegel, das verstärkt die Wirkung.

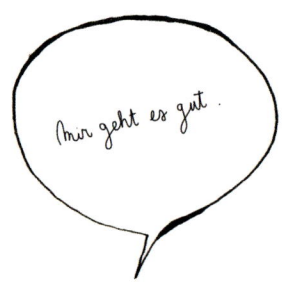

6. Atme deine Sorgen weg!

Nutze eine einfache Atemübung, wann immer du merkst, dass du angespannt bist oder sich Sorgen in deinem Kopf breit machen: Hol zehnmal tief Luft und wiederhole dabei den Satz: „Mir geht es gut."

Besonders effektiv ist diese Übung beim Joggen, zügigen Gehen oder Radfahren: Die Arbeit der Muskeln baut zusätzlich Stress ab und Glückshormone auf.

POSITIVE GEDANKEN FÜR JEDEN TAG!

Lies jeden Tag ein paar der Sprüche aus dieser Sammlung – du wirst sehen, wie sich die positiven Gedanken in deinem Kopf festsetzen und dir den ganzen Tag ein Lächeln aufs Gesicht zaubern!

Count your rainbows, not your storms.

Abschalten, sich Zeit lassen, die Welt vergessen, glücklich sein.

Das Passwort fürs Leben heißt Humor.

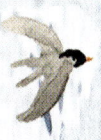

Der Schlüssel zum Glück steckt von innen.

Das Leben ist schön!

Zeit, die wir uns nehmen, ist Zeit, die uns etwas gibt.

HONIG

Do more of what makes you happy.

Du musst nicht perfekt sein, um gut zu sein.

Wenn dein Leben nervt, streu Glitzer drauf.

Ein Weg braucht nicht unbedingt ein Ziel, aber Plätze zum Innehalten.

Pessimisten stehen im Regen. Optimisten duschen unter den Wolken.

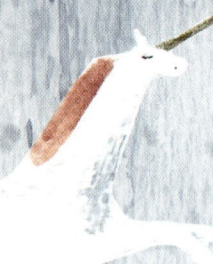

Do what you love, love what you do.

Einfach mal die Seele baumeln lassen.

Einfach mal machen. Könnte ja gut werden.

Positiv gedacht ist halb vollbracht.

Heute ist mein Lieblingstag.

Take time to make your soul happy.

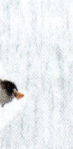

Today is a *perfect* day for a *perfect* day.

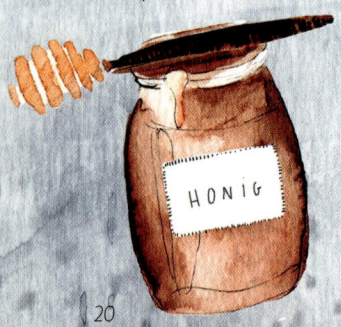

HONIG

I choose to be happy.

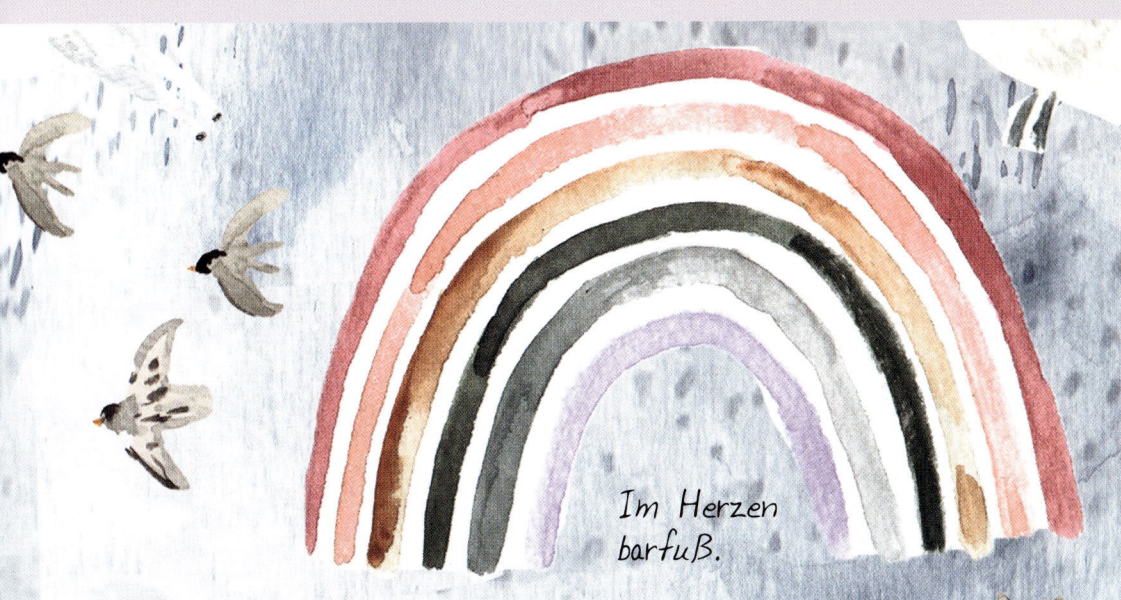

Im Herzen
barfuß.

Ich habe keine
Uhr. Ich habe
Zeit.

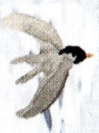

Lächle und die Welt
verändert sich.

Du hast genug. Du tust
genug. Du bist genug.

Was mich nicht glücklich
macht, kann weg.

Hippie in
the heart.

Sei gut zu dir
selbst.

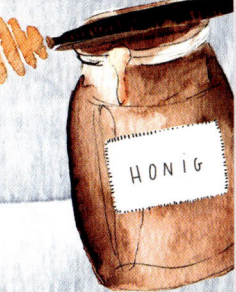

HONIG

Immer wenn wir lachen,
stirbt irgendwo ein Problem.

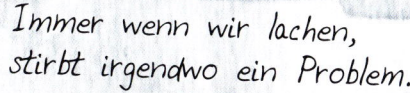

Nicht ärgern,
nur wundern.

Nimm dir Zeit,
glücklich zu sein.

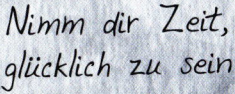

EIN TAG VOLLER ACHTSAMKEIT

Achtsam sein heißt, den Dingen, die in uns und um uns herum geschehen, bewusst die volle Aufmerksamkeit zu schenken – frei von Urteilen und Kritik. Das bringt uns dazu, innezuhalten und die positiven Dinge ganz bewusst wahrzunehmen, und das macht bekanntlich glücklich. Probier es doch mal einen Tag lang aus!

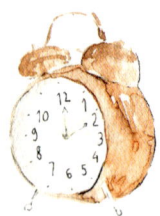

AM MORGEN

· **Beginn den Tag mit einem Ritual.** Atme vor dem Aufstehen dreimal tief und bewusst ein und aus. Die Aufgabe für deinen Geist besteht darin, dich jeden Morgen an dieses Ritual zu erinnern. Die Übung selbst beruhigt und zentriert.

· **Steh ganz bewusst auf.** Fühle erst den Impuls, der der Bewegung vorausgeht, und schwing dann deine Beine aus dem Bett. Auf der Bettkante sitzend fühlst du bewusst in dich hinein: Wie geht es deinem Körper, was fühlst du, in welcher Stimmung bist du? Erst nach dieser Bestandsaufnahme stehst du auf.

· **Formuliere einen Leitgedanken,** den du mit in den Tag nimmst. Er hilft dir, einen klaren Fokus zu bewahren. Je motivierender, je emotionaler der Slogan ist, desto besser.

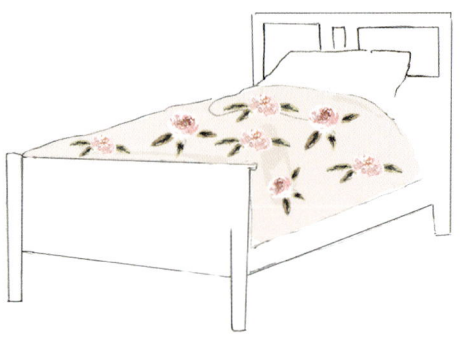

DEN TAG ÜBER

- **Verrichte drei Dinge mit Achtsamkeit.** Sei mit deinen Gedanken ganz bei der Sache und lass sie nicht abschweifen. Dafür sind Routineaufgaben wie Zähne putzen, duschen, Essen machen, gehen, Türen öffnen und schließen oder Auto fahren gut geeignet.
- **Achte darauf, was dir gut tut** und was dir Kraft raubt. Wende dich bewusst mehr den angenehmen Dingen zu und versuche, den Rest zu meiden. Bei unvermeidbaren Übeln hilft dir deine zweite Superkraft: Gelassenheit.
- **Unterbrich den Trott des Alltags.** Halt immer wieder inne und werd dir deiner Gedanken und Gefühle bewusst: Worüber denke ich gerade nach? Wie geht es mir in diesem Moment? Horch in dich hinein und höre hin, was du dir selbst zu sagen hast.

AM ABEND

- **Genieß dein Abendessen.** Iss schweigend und schärfe deine Sinne, sodass Ohren, Nase und Augen mitessen. Beginn damit, deine Achtsamkeit auf den ersten Bissen oder Schluck zu richten, und dehne sie allmählich aus.
- **Sei dankbar.** Frag dich abends vor dem Einschlafen, wofür du heute dankbar sein kannst. Werd dir all der guten Dinge in deinem Leben bewusst. Wer Dankbarkeit empfindet, vertreibt Angst und andere negative Gefühle.
- **Lass den Tag Revue passieren.** Konzentriere dich dabei auf die schönen Dinge: Was habe ich heute erlebt? Worüber habe ich mich gefreut? Wenn du negative Gedanken und Gefühle hast, lass sie in deinem Bewusstsein auftauchen und bewusst gehen.

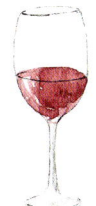

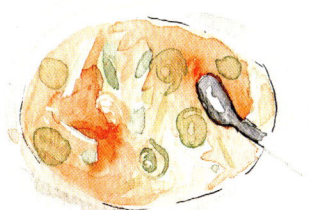

DIY: DEIN SPRUCH AN DER WAND

DU BRAUCHST:

- 4 Holzleisten, z. B. 2 cm x 0,4 cm, 24 cm lang
- 8 Scheibenmagnete oder Magnetplättchen, selbstklebend
- Kordel oder Schnur zum Aufhängen, ca. 1 m lang
- Ausdruck, Foto oder Handlettering-Original mit deinem Lieblingsspruch, 20 cm x 30 cm

SO WIRD'S GEMACHT:

1. Klebe auf jede Holzleiste zwei Magnete – einen rechts, einen links. Am Rand dabei immer 2 cm Platz lassen.

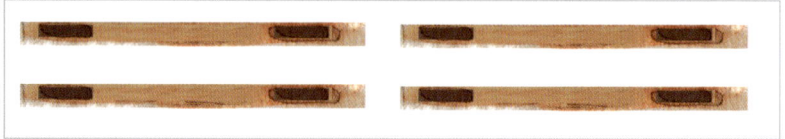

2. Je zwei der Leisten aneinander legen und den Spruch oben und unten mittig dazwischen klemmen.

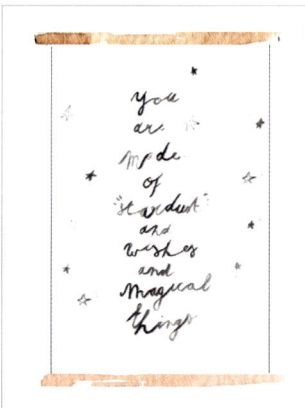

3. Knote in die Mitte der Kordel eine Schlaufe zum Aufhängen und mach in jedes Ende einen dicken Knoten. Die Kordel dabei auf die passende Länge kürzen.

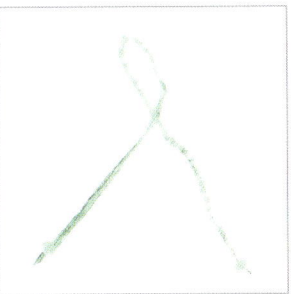

4. Klemme die Enden der Kordel rechts und links zwischen die oberen Leisten. Die Knoten schauen unten heraus.

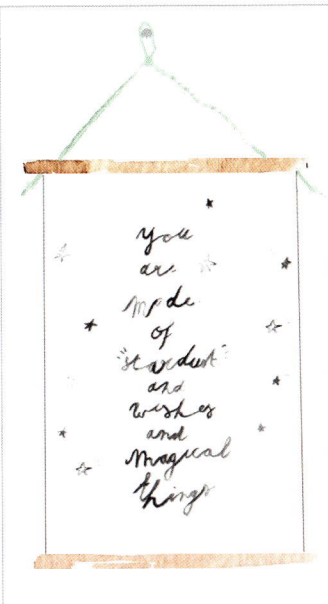

GELASSENHEIT ALS SUPERKRAFT

DER WEG ZU MEHR RUHE IM KOPF

Unser Gehirn ist ein Meisterwerk: 100 Milliarden Nervenzellen mit über 100 Billionen Synapsen produzieren pro Tag etwa 70.000 Gedanken. Kein Wunder, dass wir manchmal aus dem Gedankenkarussell aussteigen wollen. Denn manchmal grübelt unser Gehirn einfach ohne Sinn und Verstand. Zu viel Nachdenken ist wie Schaukeln: Wir sind zwar beschäftigt, kommen aber kein Stück weiter. Am Tag raubt uns das die Energie, in der Nacht den Schlaf. Unruhe, Gereiztheit und Erschöpfung sind die Folgen.

Seit Tausenden von Jahren suchen Menschen Wege, die Gedanken zu stoppen und innere Ruhe zu finden. Das ist und bleibt eine Kunst – doch man kann sie lernen! Qigong, Ayurveda, Meditation, Yoga, Autogenes Training, Progressive Muskelrelaxation, Musik, Tanzen, Sport: Es gibt viele Wege zur Ruhe. Manchmal helfen auch schon gute Planung oder Routinen. Wer aufschreibt, was er am nächsten Tag erledigen will, kann entspannter Feierabend machen. Wer abends einen Spaziergang macht, kann besser einschlafen.

Das alles hilft aber nichts, wenn wir das Problem nicht an der Wurzel packen. Wir müssen uns mit den Störern bewusst auseinandersetzen. Was wir ändern können, sollten wir ändern. Mit allem anderen sollten wir unseren Frieden machen. Gelassenheit ist eine Superkraft!

BLÜTENMEER ZUM WEITERMALEN

Lass die Blüten mit einem feinen schwarzen Filzstift weiter sprießen. Anschließend kannst du das Blütenmeer nach Lust und Laune bunt ausmalen.

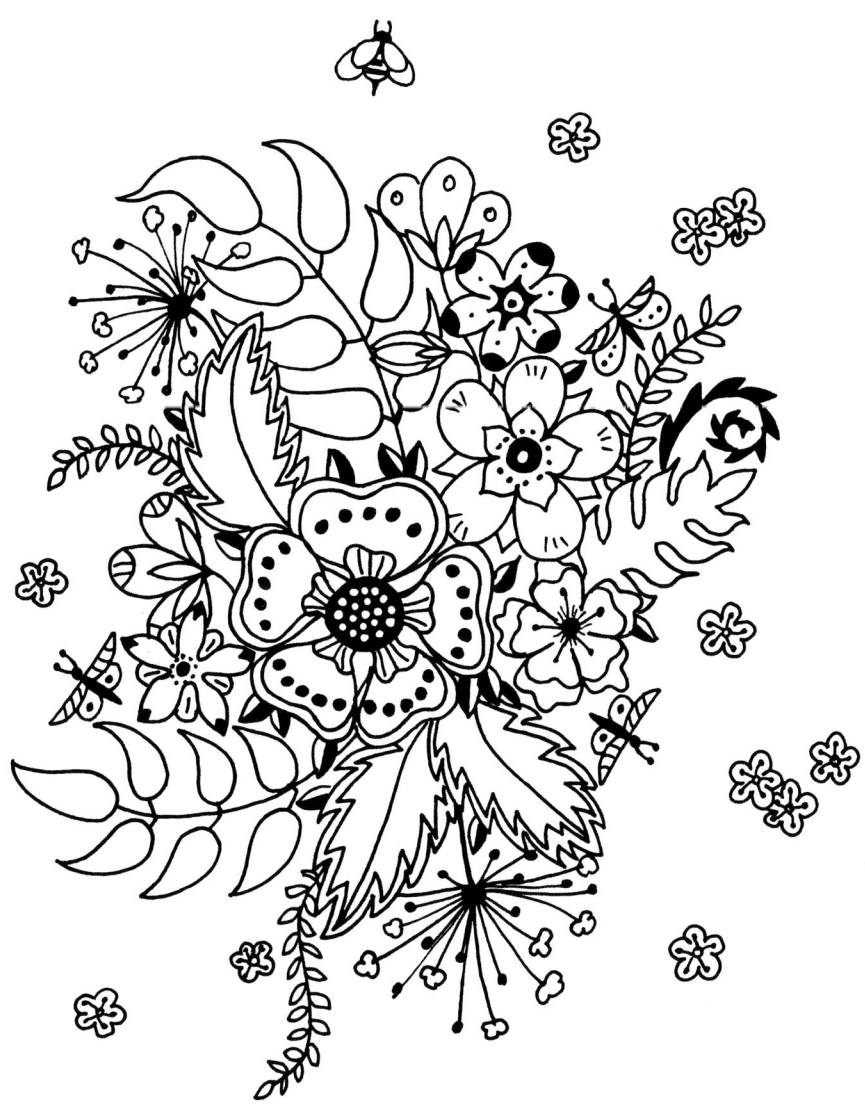

MEDITATIVES LAUFEN – DER WEG ALS ZIEL

Höher, schneller, weiter! Doch irgendwann stößt jeder an seine Grenzen. Ein Grund, warum immer mehr Menschen einen anderen Weg wählen: Statt nach neuen Bestleistungen zu streben, suchen sie nach Ruhe in der Bewegung. Beim meditativen Laufen bringen die Gleichmäßigkeit der Schritte, eine schöne Umgebung und der vertiefte Atem Körper, Geist und Seele wieder zusammen. Eine Anleitung.

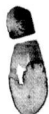 **Laufe ohne alles:** Verzichte auf Musik, Zeitmesser und Fitness-App. Es gibt nur dich (in guten Laufschuhen, das ist wichtig) und den Weg.

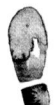 **Nimm dir Zeit:** Strebe eine Laufzeit von 30 Minuten bis 1 Stunde an und laufe 2 bis 3 Mal pro Woche.

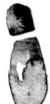 **Ignoriere die Zahlen:** Begeistere dich für die Bewegung, nicht für Kilometer und Rundenzeiten.

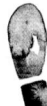 **Drossle das Tempo:** Lauf langsam, ruhiges Sprechen muss möglich sein – die Gleichförmigkeit von Atmung und Schrittrhythmus ist wichtiger als die Geschwindigkeit.

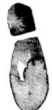 **Atme durch die Nase:** Pump nicht bloß die Lungen voll, sondern atme weit in den Bauchraum hinein; das verleiht innere Kraft und entspannt.

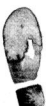 **Lauf unbeschwert und leicht:** Dein Körper sollte aufrecht bleiben und du solltest locker in der Hüfte sein.

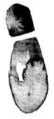

Beginne im Kopf: Blende deine Gedanken bewusst aus, indem du auf deine Schritte und deine Atmung achtest. Dann richtest du deine Aufmerksamkeit auf die Umgebung: Fühl den Boden unter deinen Füßen, lausch den Vögeln, riech die Blumen ...

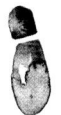

Krieg den Kopf frei: Nimm eine Frage, ein Anliegen, einen Spruch oder ein Mantra mit zum Laufen und führ deine Gedanken immer wieder darauf zurück. Stell dir einen imaginären Lauf- und Gesprächspartner vor, dem du etwas erklärst, lass einige Jahre deines Lebens Revue passieren, denke an die drei tollsten Filme, die du gesehen hast ...

Bewahre das gute Gefühl: Jeder Lauf ist ein Geschenk. Lass dieses Gefühl nach dem Laufen in dir nachwirken, komm zur Ruhe und füll mit viel Wasser deinen Speicher wieder auf.

FINGER-YOGA: 6 MUDRAS FÜR MEHR INNERE RUHE

Finger-Yoga ist der neue Fidget Spinner! Du kannst die folgenden Übungen einzeln machen, oder du machst gleich mehrere hintereinander. Setz dich dazu am besten an einem ruhigen Ort im Schneidersitz auf eine weiche Decke oder leg dich hin. Und wenn du sie auch im Stehen oder Gehen übst, kannst du sie immer wieder in deinen Alltag integrieren, denn: Die Routine macht's!

Yoga – weil Google auf manche Fragen keine Antwort hat.

1. GYAN/CHIN MUDRA

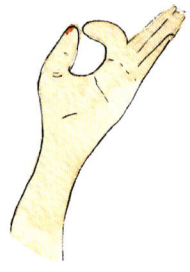

Dieses Mudra **steigert die Konzentration** und lässt dich innerlich friedlicher und harmonischer werden. Es wird häufig zur Meditation verwendet.
So geht's: Führe Daumen und Zeigefinger zueinander. Die anderen Finger bleiben entspannt.

2. SHAKTI-MUDRA

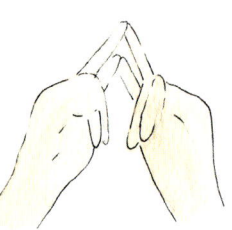

Aktiviert die Tiefenatmung und lässt dich zur Ruhe kommen. Dieses Mudra ist sehr stark. Du kannst es auch als Einschlafhilfe nutzen.
So geht's: Nimm deine Hände vor der Brust zusammen und umschließe deine Daumen mit Zeige- und Mittelfinger. Die kleinen Finger und die Ringfinger berühren sich.

Wenn ich beim Yoga die Kerze nicht schaffe, mach ich einfach ein Teelicht.

3. ZEIT-MUDRA

Dieses Mudra beruhigt und **harmonisiert.**
So geht's: Klappe Zeige-, Mittel-, Ring- und kleinen Finger auf den Daumenballen. Führe dann beide Hände vor deinem Körper zusammen, sodass die Finger mit dem ersten Glied aufeinandertreffen. Die Daumen berühren sich an der Spitze und zeigen nach oben.

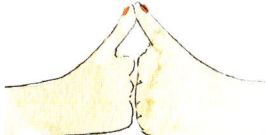

4. SAMPURNA-MUDRA

Dies ist die Geste des Loslassens. Sie hilft dir zu entspannen und wirkt **ausgleichend.**
So geht's: Leg die Hände vor deinem Herzen aneinander und verschränke die Finger. Nur die Zeigefinger berühren sich und zeigen gerade nach oben.

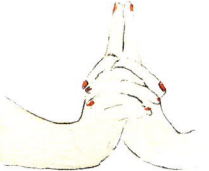

5. HAKINI-MUDRA

Diese Fingerübung **erdet.** Sie fördert deine Entspannung und gleichzeitig deine Aufnahmefähigkeit.
So geht's: Bring deine Hände vor deinem Körper zusammen und leg die Finger immer paarweise an den Spitzen aneinander. Die Daumen zeigen zu dir, die restlichen Finger nach oben. Versuche zu entspannen und tief ein- und auszuatmen.

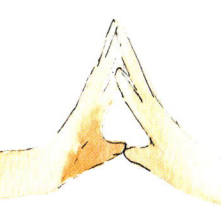

6. DHYANA-MUDRA

Dieses Mudra hilft dir, deine Gedanken zu **fokussieren** und bei deinem Meditationsmittelpunkt zu bleiben.
So geht's: Leg die Hände ineinander in den Schoß, sodass die Handflächen nach oben zeigen. Die rechte Hand liegt dabei auf der linken. Führe nun beide Daumenspitzen zueinander, sodass ein Kreis entsteht.

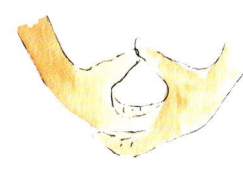

SOFORTHILFE: TECHNIKEN FÜR MEHR INNERE RUHE

Die folgenden Techniken für Entspannung und innere Ruhe brauchen nicht viel Zeit. Du kannst sie immer wieder in deinen Alltag integrieren.

Fokus setzen   MEDITATIVES ATMEN

Setz dich aufrecht und bequem hin. Schließ die Augen und konzentrier dich auf deinen Atem. Spür bewusst, wie der Atem kommt und geht, lass ihn fließen, ohne ihn zu beeinflussen. Denke bei jedem Einatmen „Einatmen" und bei jedem Ausatmen „Ausatmen". Einige Minuten wiederholen.

Stress loswerden   QIGONG-ATEMÜBUNG

Schließ die Augen, leg die Zunge hinter die oberen Schneidezähne an den Gaumen, atme ein und stell dir vor, wie Kraft und Ruhe durch deinen Körper fließen. Beim Ausatmen die Zunge hinter die untere Zahnreihe senken und spüren, wie der Stress den Körper verlässt. Einige Minuten wiederholen.

leichter einschlafen   DIE 4–6–8-METHODE

Setz oder leg dich entspannt hin und leg eine Hand auf deinen Bauch. Atme durch die Nase bis in den Bauch hinein und zähle langsam bis 4 – halte die Luft an, zähle dabei bis 6 – atme aus und zähle dabei langsam bis 8. Fünf Mal wiederholen.

> Atme, das Universum kümmert sich um den Rest.

zur Ruhe kommen NASENLOCH-ATMUNG

Setz dich aufrecht hin und schließ die Augen. Verschließ das rechte Nasenloch mit dem Daumen; die anderen Finger zeigen gestreckt nach oben. Atme 3 bis 5 Minuten durch das offene Nasenloch lang und tief in deinen Bauch hinein.

sich beruhigen MANTRA

Rezitiere in Gedanken das Mantra „Sat Nam": „Sat" beim langsamen Ein-atmen, „Nam" beim Ausatmen. So oft wiederholen, bis sich dein Geist beruhigt. „Sat Nam" bedeutet so viel wie „Wahrheit ist mein Name" und ist das Mantra des wahren Selbst.

im Hier und Jetzt sein ACHTSAMKEITSÜBUNG

Leg dich hin und schließ die Augen. Atme dreimal tief ein und aus. Achte nun auf die Geräusche um dich herum: Was hörst du? Aus welcher Richtung kommen die Geräusche? Welche sind näher, welche weiter weg? Entfernen sie sich, kommen sie näher, bleiben sie am gleichen Ort? Sind sie leise oder laut? Gibt es Pausen oder Rhythmen? Lenke deine Aufmerksamkeit so lange, wie du kannst, auf die Geräusche, ohne diese zu bewerten.

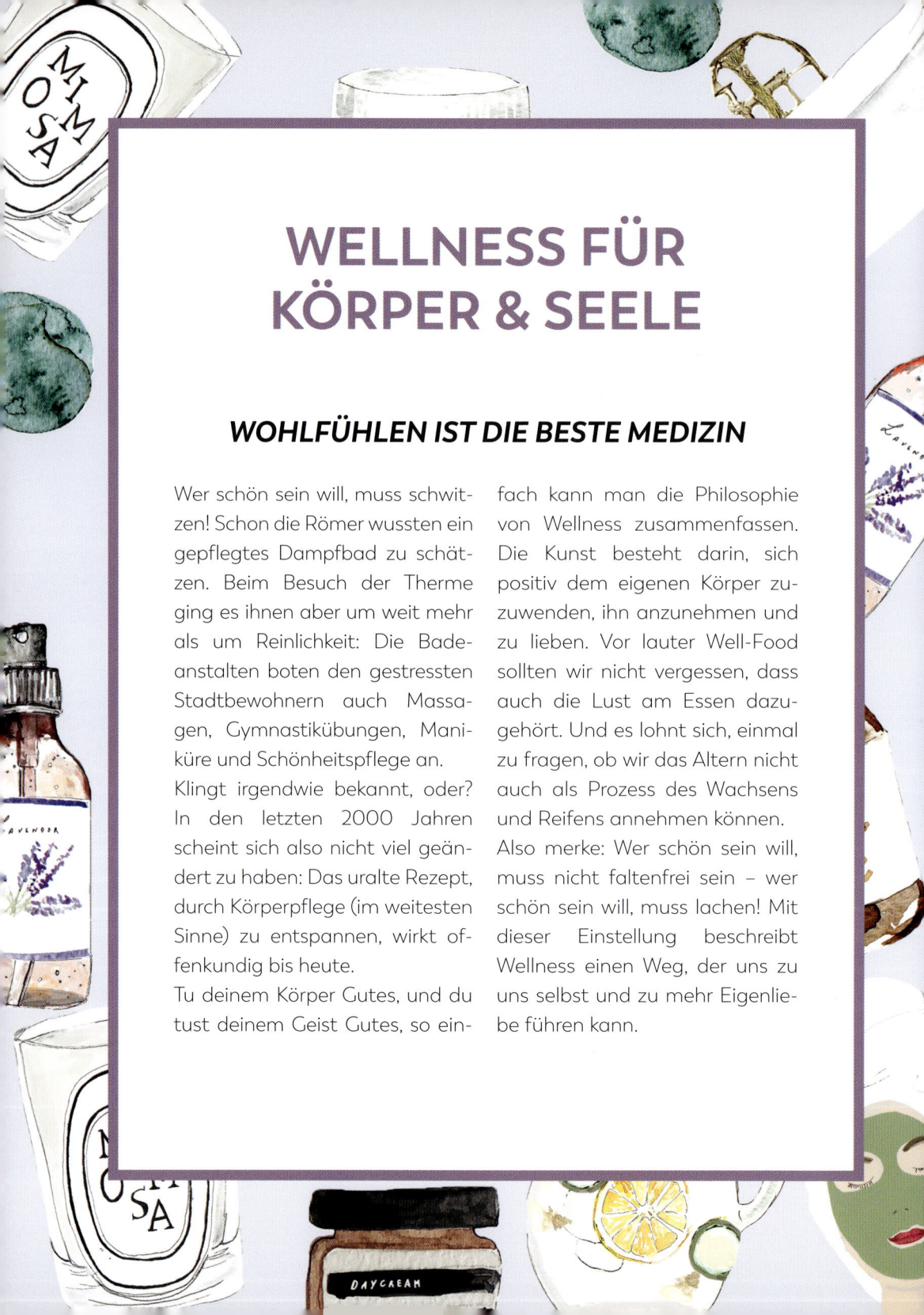

WELLNESS FÜR KÖRPER & SEELE

WOHLFÜHLEN IST DIE BESTE MEDIZIN

Wer schön sein will, muss schwitzen! Schon die Römer wussten ein gepflegtes Dampfbad zu schätzen. Beim Besuch der Therme ging es ihnen aber um weit mehr als um Reinlichkeit: Die Badeanstalten boten den gestressten Stadtbewohnern auch Massagen, Gymnastikübungen, Maniküre und Schönheitspflege an.

Klingt irgendwie bekannt, oder? In den letzten 2000 Jahren scheint sich also nicht viel geändert zu haben: Das uralte Rezept, durch Körperpflege (im weitesten Sinne) zu entspannen, wirkt offenkundig bis heute.

Tu deinem Körper Gutes, und du tust deinem Geist Gutes, so einfach kann man die Philosophie von Wellness zusammenfassen. Die Kunst besteht darin, sich positiv dem eigenen Körper zuzuwenden, ihn anzunehmen und zu lieben. Vor lauter Well-Food sollten wir nicht vergessen, dass auch die Lust am Essen dazugehört. Und es lohnt sich, einmal zu fragen, ob wir das Altern nicht auch als Prozess des Wachsens und Reifens annehmen können.

Also merke: Wer schön sein will, muss nicht faltenfrei sein – wer schön sein will, muss lachen! Mit dieser Einstellung beschreibt Wellness einen Weg, der uns zu uns selbst und zu mehr Eigenliebe führen kann.

DIY: MARONI-LATTE MACCHIATO

Ein gutes Heißgetränk hat schon so manchen besch... Tag gerettet – und wenn es dann auch noch so außergewöhnlich und unglaublich lecker ist wie dieser Latte Macchiato, kann kommen, was will! Probier mal ...

DU BRAUCHST:

Für das Maronenmus
- 200 g Maroni, fertig gegart
- 5 EL Rohrzucker
- 5 EL Wasser
- 1 TL Zimt

Für den Latte Macchiato
- 1 doppelter Espresso
- 220 ml Milch, aufgeschäumt
- ½ TL Bourbon-Vanillezucker
- 1 TL geröstete Pekannüsse, gehackt
- Zimt

SO WIRD'S GEMACHT:

1. Für das Püree den Zucker und das Wasser in einer kleinen beschichteten Pfanne erhitzen, bis das Wasser eingekocht und alles leicht karamellisiert ist. Den Zimt und die Maroni dazugeben; die Maroni mit einer Gabel zerdrücken und alles vermischen, sodass ein feines Mus entsteht.
2. Den doppelten Espresso in ein hohes Glas geben. Einen Esslöffel Maronenpüree unterrühren. Die aufgeschäumte Milch mit Vanillezucker süßen und das Glas mit geschäumter Milch auffüllen.
3. Als Topping die gehackten Pekannüsse auf den Milchschaum streuen und das fertige Getränk mit etwas Zimt bestäuben.

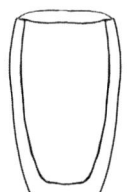

Das übrige Maronenmus hält sich ein paar Tage im Kühlschrank, wenn es in einem sterilen Schraubglas aufbewahrt wird.

KLEINE BEAUTY- & WOHLFÜHL-HELFERLEIN

Aromen: Da liegt was in der Luft!

Düfte und Aromen – in Form von ätherischen Ölen z. B. als Raumduft, Kissenspray oder in Duftkerzen – können deine Stimmung je nach aktuellem Bedürfnis unmittelbar und positiv beeinflussen:

- Beruhigend wirken Lavendel, Melisse, Anis, Rose, Geranie, Ylang-Ylang, Vanille und Jasmin.
- Anregend und konzentrationssteigernd wirken Zitrusdüfte, Rosmarin, Fichtennadel, Pfefferminze, Salbei, Ingwer und Kaffee.

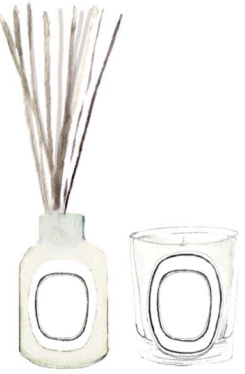

Teebad: Pause in der Wanne

Kräuter entfalten ihre Wirkung nicht nur in der Teetasse, sondern auch in der Badewanne! Für ein Anti-Stress-Bad gibst du 3 EL Rosenblätter und 3 EL Lavendelblüten in einen Stoffbeutel und lässt sie beim Einlaufen im warmen Badewasser ziehen. Für ein eher anregendes Bad verwendest du Pfefferminze und Zitronenmelisse.

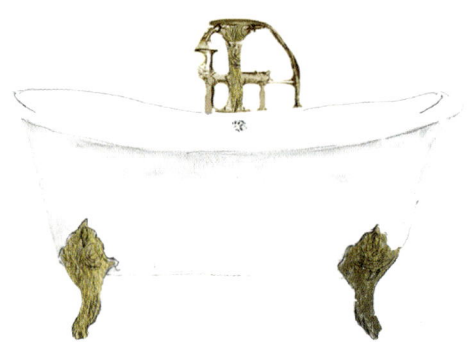

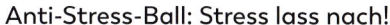

Anti-Stress-Ball: Stress lass nach!

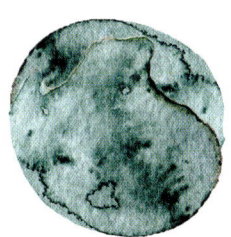

Knete den Ärger und den Stress einfach mit einem selbst gemachten Anti-Stress-Ball weg. Lege dafür Sand oder weiche Spielknete auf ein Stück Frischhaltefolie und schlage dieses zusammen, sodass eine etwa tennisballgroße Kugel entsteht. Schneide dann von zwei Luftballons die Mundstücke ab und stülpe diese zur Sicherung gegengleich über die Kugel. Jetzt darf geknetet werden!

Fußbad: für Happy Feet!

Ein Fußbad tut müden Beinen gut. Gib warmes Wasser und eine Handvoll Meersalz in eine kleine Wanne und lass die Füße darin entspannen. Murmeln, kleine Kieselsteine oder feiner Sand auf dem Boden der Wanne regen zusätzlich die Sinne an und massieren die Fußsohlen. So ein Bad wirkt sich auf den gesamten Körper stressmildernd aus.

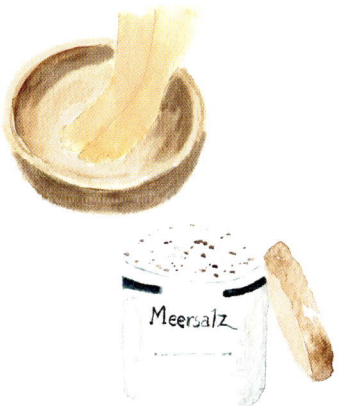

Erwärmte Decke: Kuschelzeit

Wer fröstelt, kann sich nicht entspannen. Besser als eine Wärmflasche wirkt eine warme Decke gegen das Kältegefühl. Dafür einfach die Bettdecke für ein paar Minuten in den Wäschetrockner geben.

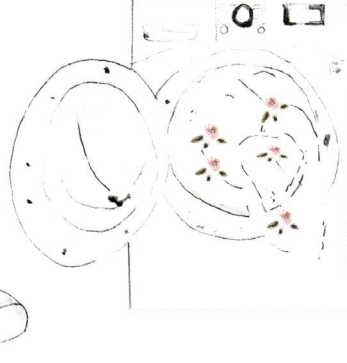

Wasser mit Geschmack: gesunde Leckerei

Viel Trinken ist bekanntlich gesund. Wem aber pures Wasser zu langweilig ist, der füllt eine Karaffe mit frischem Trinkwasser und gibt ein paar Gurken-, Zitronen- und Ingwerscheiben hinein. Nach Wunsch noch ein paar Pfefferminzblätter dazugeben und über Nacht im Kühlschrank durchziehen lassen.

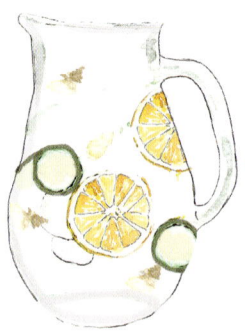

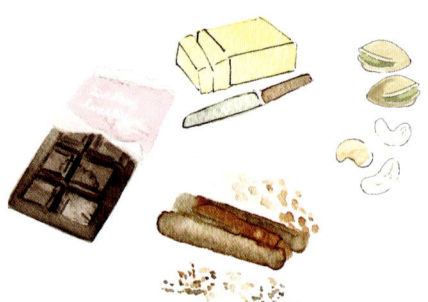

DIY-Schokocreme: echtes Soul Food

Schokolade tut der Seele gut. Wie wäre es einmal mit einer selbst gemachten Schokocreme? Schmelze 150 g Zartbitterkuvertüre und 100 g Nougat im Wasserbad. Bearbeite 275 g weiche Butter mit dem Handrührer, bis sie richtig cremig ist, und rühre sie in die abgekühlte Schoko-Nougat-Mischung ein. Den letzten Pepp verleihen deiner Creme geröstete und gehackte Pistazien oder Cashewnüsse.

Lieblingsessen: für die grauen Zellen

Man kann sich nicht schlauer essen, aber diese Lebensmittel bringen die grauen Zellen auf Trab und versorgen den Körper und damit das Gehirn optimal: Apfel, Avocado, Banane, Blaubeeren, Brokkoli, fetter Fisch (z. B. Lachs), Hülsenfrüchte, Kaffee (in Maßen), Kürbiskerne, Leinöl, Nüsse, Rapsöl, Vollkornprodukte, Zartbitterschokolade – und nicht zuletzt Wasser, denn Flüssigkeitsmangel ist mit die häufigste Ursache von Konzentrationsproblemen!

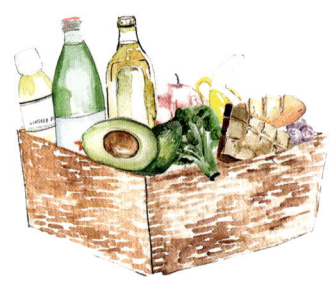

ME-TIME TO GO – BLITZSCHNELL BESSER FÜHLEN!

Für Frühaufsteher und Langschläfer: Recke und strecke dich morgens vor dem Aufstehen. Das legt den Schalter von Ruhe auf Aktivität um und bringt den Kreislauf in Schwung. Und dann nichts wie raus aus den Federn!

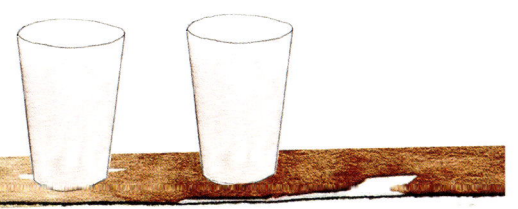

Für Morgenmuffel: Leg schon morgens deine Lieblingsmusik auf, wenn du dich anziehst, im Bad bist oder Frühstück machst. Auch auf der Fahrt zur Arbeit kannst du dich mit einem Gute-Laune-Song positiv auf den Tag einstimmen.

Für unterwegs: Nutze die Zeit beim Warten an der Ampel, an der Bushaltestelle oder vor dem Aufzug als kurze Pause für dich. Atme ganz bewusst dreimal tief ein und wieder aus und konzentriere dich auf das Atmen.

Für Eilige: Schenk dir selbst ein Lächeln, wann immer du vor einem Spiegel stehst oder an einer großen Fensterfront vorbeigehst. Schätze dich selbst!

Für Nachteulen: Leg die Arbeit, das Buch oder das Smartphone einfach mal weg und geh früher zu Bett. 7 bis 9 Stunden Schlaf benötigen die meisten Erwachsenen, um sich am nächsten Tag erholt und fit zu fühlen.

Für Fleißige: Lehn dich öfter mal am Schreibtisch zurück und entspann deine Augen, indem du 2 Minuten lang mit leichtem Druck die beiden Punkte rechts und links an der Nasenwurzel massierst.

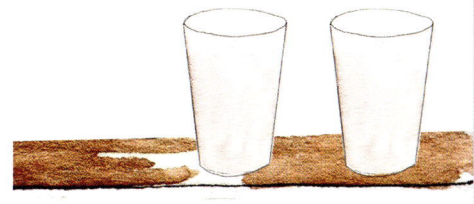

Für Schlaflose: Um beim Zubettgehen abschalten zu können, hilft Akupressur: Massiere 1 bis 3 Minuten lang den sogenannten Schlaflosigkeitspunkt zwischen den Augenbrauen sanft nach unten hin.

Für Hitzköpfe: Wenn du merkst, dass du gleich die Nerven verlierst und ausrastest, sag nichts und zähle stattdessen bis 10. Und atme! Dadurch fährt das Gehirn wieder runter und der Impuls verpufft.

Für Verliebte: Nimm deinen Partner ganz bewusst kurz in den Arm, schau ihm in die Augen oder gib ihm einen Kuss. Das kann Wunder bewirken.

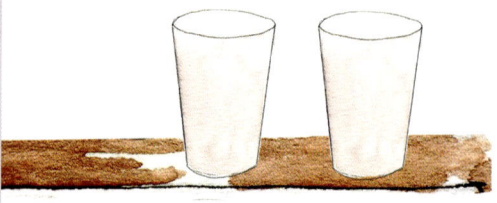

Für Super-Mamas: Nutze kleine Lücken in deinem vollen Tagesablauf für ein Nickerchen. 15 Minuten sind ausreichend. Stell dir unbedingt einen Wecker, damit du nicht verschläfst!

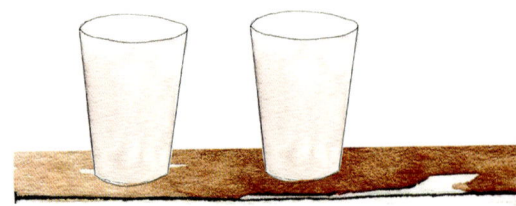

Für Couch-Potatos: Wenn Sport nicht dein Ding ist, integriere Bewegung in deinen Alltag, indem du alltägliche Wege zu Fuß oder mit dem Fahrrad zurücklegst.

Für Arbeitstiere: Beginn den Arbeitstag mit einem Frühstück, stell dich 5 Minuten vor der Mittagspause ans Fenster und schau in den Himmel, beende die Arbeit mit einem Feierabendritual. Und dann gibt es nur noch Privates!

Für Multitasker: Achte darauf, dass du vor jedem Wechsel zwischen verschiedenen Aufgaben eine Pause einlegst: Einmal tief ein- und ausatmen, den Blick in die Ferne richten und kurz innehalten.

DIY: VERWÖHNENDE GESICHTSMASKE

Diese Maske ist ein echter Alleskönner dank ihrer wertvollen Inhaltsstoffe:
- Avocado spendet Feuchtigkeit und wirkt nährend und pflegend.
- Reismehl sorgt für einen strahlenden Teint, glättet, verjüngt, reinigt und beruhigt die Haut.
- Joghurt spendet Feuchtigkeit und wirkt antibakteriell.
- Honig spendet der Haut ebenfalls Feuchtigkeit und wirkt antibakteriell und entzündungshemmend.
- Zitronensaft liefert ausreichend Feuchtigkeit für normale bis fettige Haut und wirkt ebenfalls antibakteriell und verjüngend.
- Olivenöl wirkt verjüngend und ist besonders für sehr trockene Haut geeignet, da es viel Feuchtigkeit transportiert.

DU BRAUCHST:

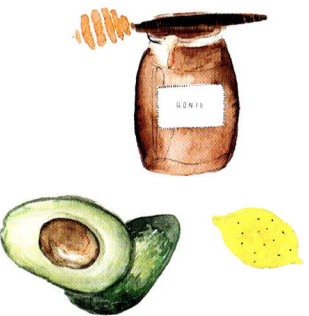

- ½ reife Avocado
- 2 TL Reismehl
- 1 TL Joghurt, frisch gepressten Zitronensaft, Honig und/oder Olivenöl nach Belieben

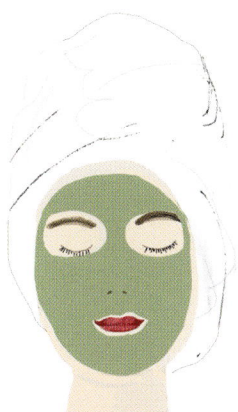

1. Zerdrücke die weiche Avocado mit der Gabel, bis du eine cremige Masse erhältst.
2. Rühre das Reismehl unter 2 TL der Avocadocreme.
3. Ergänze je nach Hauttyp und speziellem Pflegebedürfnis Joghurt, Zitronensaft, Honig oder Olivenöl (oder auch alles zusammen; dann musst du eventuell noch mehr Reismehl hinzufügen) und verrühre alles zu einer glatten Masse. Fertig ist die Maske!
4. Ein- bis zweimal pro Woche das Gesicht sanft reinigen und mit warmem Wasser klären, damit sich die Poren öffnen. Anschließend die Maske mit den Fingern oder einem Kosmetikpinsel auftragen, Augen und Lippen aussparen. 10 bis 15 Minuten einwirken lassen, dann mit einem feuchten, warmen Waschhandschuh abnehmen und gründlich abwaschen. Zum Abschluss nach Wunsch eine leichte Gesichtscreme auftragen.

Da die Maske aus frischen Zutaten besteht, ist sie nur begrenzt haltbar. Du kannst sie aber portionsweise einfrieren und so einen kleinen Vorrat anlegen.

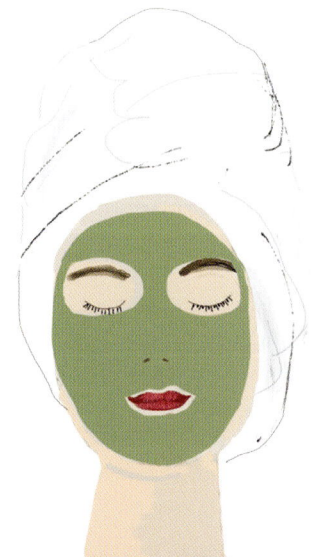

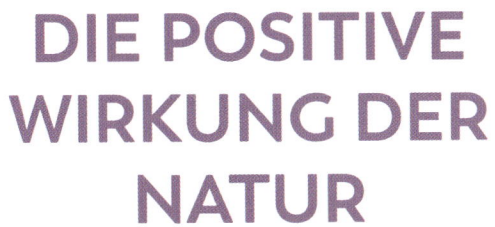

DIE POSITIVE WIRKUNG DER NATUR

GRÜNE ENERGIE FÜR DICH

Wälder, Seen, Flüsse, Felder – nirgendwo ist es so schön wie draußen! Fragt man die Deutschen, scheinen sie ein Volk von Naturliebhabern zu sein: Laut einer Umfrage im Auftrag der Bundesregierung gehört für 94 Prozent der Erwachsenen der Aufenthalt in der Natur zu einem guten Leben. Kann das ein Zufall sein?

Schon die alten Ägypter verordneten ihren Patienten zur schnelleren Genesung Gartenspaziergänge, und moderne Therapieformen wie „Green Care" setzen auf die heilende Wirkung von Gartenarbeit. Und zahlreiche wissenschaftliche Studien belegen es: Die Natur tut uns gut, körperlich und seelisch. Der Grund dafür liegt vermutlich weit in der Vergangenheit. Unsere Urahnen fühlten sich unter einem grünen Blätterdach wohl, das Schutz vor Sonne und Regen, ausreichend Nahrung und frisches Wasser versprach. Das leise Rascheln der Blätter, das Zwitschern der Vögel und das Plätschern des Wassers signalisierten: Keine Gefahr!

Auch tausende Jahre später hat sich daran nichts geändert, in uns läuft noch immer dasselbe Programm ab. Sobald wir durch Wälder und Wiesen spazieren oder auch nur durchs Fenster auf einen Baum schauen, entspannen wir uns. Bei jedem Blick auf die Natur bekommen wir weit mehr, als wir suchen.

ULTIMATIVE TIPPS FÜR DEN MINI-GARTEN AUF BALKON & FENSTERBANK

DIE SCHÖNSTEN SONNENANBETER

Sukkulenten sind Überlebenskünstler und für heiße, wasserarme Plätze bestens geeignet. Wenn du es farbenfroher magst, kannst du Geranien und Petunien pflanzen. Und auch Zauberglöckchen, Margeriten, Husarenknöpfe, Portulakröschen und Zinnien lieben die Sonne.

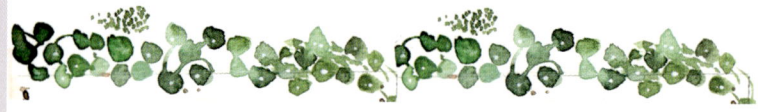

DIE SCHÖNSTEN SCHATTENLIEBHABER

An schattigen Plätzen gedeihen Begonien, Fuchsien, Hortensien, Fleißige Lieschen, Tränendes Herz und Glockenblumen. Auch Blattschmuckpflanzen wie Funkien und Buntnesseln sind eine hübsche Alternative.

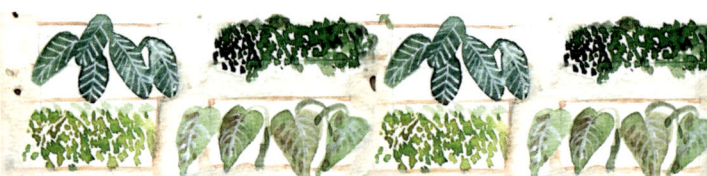

DIE LECKERSTEN BALKONBEWOHNER

Kein Garten? Kein Problem: Du kannst auch in Blumentöpfen Gemüse anbauen. Dafür eignen sich:
- Auberginen, Zucchini, Tomaten, Chilischoten und Kräuter – für mediterranes Flair
- Stangenbohnen oder Baby-Wassermelone – für einen schönen Sichtschutz
- Mangold – als einen echten Hingucker mit bunten Stielen
- Kartoffeln – als eine Überraschung mit üppiger Blüte

- Kohlrabi, Spinat, Gurken, Salat, Rucola, Radieschen – als leckere Speisezugaben
- Physalis und Erdbeeren – die Favoriten aller Naschkatzen

Größere Pflanzen nicht zu dicht setzen!

DER EXOTISCHSTE MINI-GARTEN

Du träumst von deinem eigenen Paradies unter Palmen? Versuch es mit robusten Dattel- oder Phönixpalmen; tropische Palmensorten brauchen eine zu hohe Luftfeuchtigkeit, um glücklich zu werden.

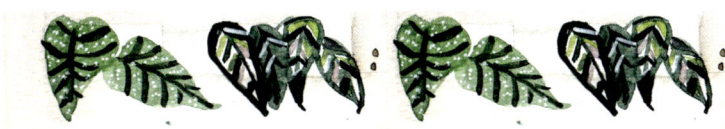

DIE NÜTZLICHSTEN BLÜTENSCHÖNHEITEN

Lavendel, Ringelblumen, Vergissmeinnicht, Kapuzinerkresse, Eisbegonien, Kornblumen und Gewürztagetes haben wunderschöne Blüten, die auch noch lecker schmecken. Veredle damit z. B. Salate, Butter oder Süßspeisen.

DER BESTE BODEN

Topfpflanzen brauchen hochwertiges Substrat, um gesund und munter zu bleiben. Die Pflanzerde muss Wasser und Dünger gut aufnehmen, halten und wieder abgeben können. Am besten gleich beim Eintopfen Langzeitdünger mit einarbeiten und die Pflanzen nach 8 Wochen 1 bis 2 Mal pro Woche mit Flüssigdünger versorgen. Bei einjährigen Pflanzen sollte die Topferde jedes Jahr ausgetauscht werden.

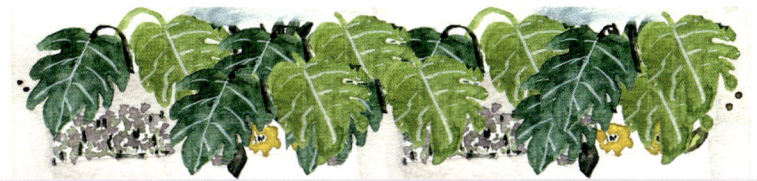

DAS GESÜNDESTE PFLANZENZUHAUSE

Ein gutes Pflanzgefäß hat einen Wasserauslauf, ist winterfest und nicht zu leicht, damit es bei Wind sicher steht. Mit einem Wasserspeicher darin kann deine Pflanze ein paar Tage lang sogar als Selbstversorger leben. Mehrjährige Pflanzen sollten etwa alle zwei Jahre in einen größeren Topf umziehen. Wenn das nicht geht, entfernst du zwei bis drei Keile aus dem Wurzelballen und füllst frische Erde und Langzeitdünger nach.

DIE BESTE GIEßSTRATEGIE

Während der heißen Jahreszeit freuen sich Topfpflanzen morgens und abends über einen ordentlichen Schluck Wasser. Prüfe vorher, ob die Erde wirklich trocken ist: Die wenigsten Pflanzen mögen nasse Füße. Damit keine Staunässe entsteht, immer auch die Untersetzer entleeren.

> Bei Pflanzen, die zu vertrocknen drohen, hilft nur ein Tauchbad im Eimer.

DIE PLATZSPARENDSTEN PFLANZVARIANTEN

Blumenampeln, Pflanztaschen zum Aufhängen, Töpfe für Regenrohre oder bepflanzte Paletten ermöglichen auch auf kleinstem Raum größtes Gärtnerglück.

DIE SYMPATHISCHSTEN UNGEZIEFERVERNICHTER

Marienkäfer sind das beste Mittel gegen Blattläuse: Ein Käfer frisst am Tag 100 bis 150 Läuse! Ihre Larven sind übrigens ebenso gefräßig, weshalb man sie auch „Blattlauslöwen" nennt.

DAS BESTE WINTERQUARTIER

Mehrjährige Pflanzen stellst du an einen windgeschützten Ort und wickelst den Topf in Vlies, Jute oder Luftpolsterfolie ein, um die Wurzeln vor Frost zu schützen.

DIY: NATUR-MANDALA

Die Natur hält wundervolle Bastelmaterialien bereit – wir müssen sie nur entdecken und einsammeln! Lass dich vom Angebot des Ortes und der Jahreszeit leiten, lenke deine Aufmerksamkeit ganz auf die Natur, die dich umgibt, öffne alle Sinne und kreiere aus deinen Schätzen ein fantastisches Mandala!

DU BRAUCHST:

- verschiedene Fundstücke aus der Natur, z. B. Blüten, Blätter, Äste, Zweige, Steine, Tannenzapfen, Rindenstücke, Kieselsteine, Schneckenhäuser, Samen, Früchte, Beeren, Gräser, Moos usw.

SO WIRD'S GEMACHT:

1. Sortiere die Fundstücke nach Form, Größe und Farbe und lege jeweils Ähnliches auf einen Haufen.
2. Leg nun dein Mandala. Arbeite von außen nach innen zum Mittelpunkt hin. Das lenkt deine Aufmerksamkeit auf das Zentrum.
3. Suche verschiedene Orte auf, um ein solches Mandala zu legen. Im Wald, auf der Wiese, am Bach oder am Seeufer, am Meer, in den Bergen – überall gibt es andere Dinge zu entdecken. Erlebe bewusst die Jahreszeiten, indem du immer wieder am gleichen Ort ein Mandala legst. Was findest du dort im Frühjahr, im Sommer, im Herbst und im Winter?
4. Bring ein paar schöne, saubere Fundstücke mit nach Hause. Leg ein kleines Mandala als Tischdeko und stell eine Kerze in die Mitte.

Beim Legen eines Mandalas gibt es kein Richtig oder Falsch. Du kannst also loslassen, entspannen, kreativ sein und genießen.

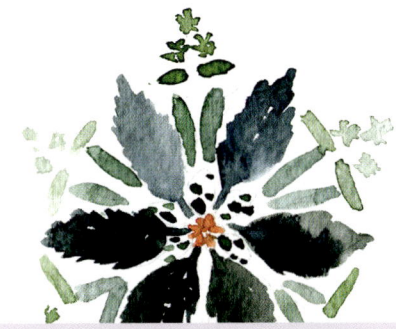

8 (RE-)KREATIVE DINGE,
DIE DU DRAUSSEN MACHEN KANNST

1. **Waldbaden.** Dafür gibt es keine Regeln: Gehen, sitzen, liegen, sich an einen Baum lehnen, sich erinnern, träumen – alles ist erlaubt. Wichtig ist nur, sich Zeit zu lassen und den Wald mit allen Sinnen aufzunehmen.

2. **Wild Swimming.** Ab ins kühle Nass! Bäche, Flüsse und Seen sind wunderbare Orte zum Baden. Aber bitte vorsichtig sein und Hinweise vor Ort bzw. die allgemeinen Baderegeln beachten!

3. **Guerilla-Gärtnern.** Guerilla-Gärtner verwandeln Seitenstreifen, Verkehrsinseln und Brachflächen mit Saatbomben in Blumenoasen. Das ist nicht ganz legal (aber harmlos!) – und vielleicht macht gerade das den Reiz aus.

4. **Sterne gucken.** Einfach mal die Seele auf Fernreise in weit entlegene Galaxien schicken. Sternenkarten geben Orientierung, und Webseiten von Sternwarten kündigen aktuelle Ereignisse am Himmel an.

5. **Wolkenbilder raten.** Leg dich ins Gras, schau in die Wolken und bring deine Fantasie auf Touren: Schon bald wirst du Drachen, Ritter, wilde Tiere und ganze Geschichten entdecken.

6. **In freier Natur übernachten.** Wildes Campen ist in Deutschland zwar verboten, doch inzwischen gibt es sogenannte Trekkingplätze ohne viel Schnickschnack für alle, die trotzdem ganz nah an der Natur sein wollen.

7. **Barfuß gehen.** Schon eine kurze Stecke ohne Schuhe belebt die Sinne und schenkt Verbundenheit mit der Natur. Barfußpfade, Barfußwanderwege und Barfußparks bieten viel Abwechslung.

8. **Sich tummeln unter dem grünen Dach.** Auf Bäume klettern, ein Baumhaus bauen ... Baumwipfelpfade und Baumhaushotels lassen Kindheitserinnerungen aufleben. Auch in Kletterparks kommt man ganz hoch hinaus – aber sicher!

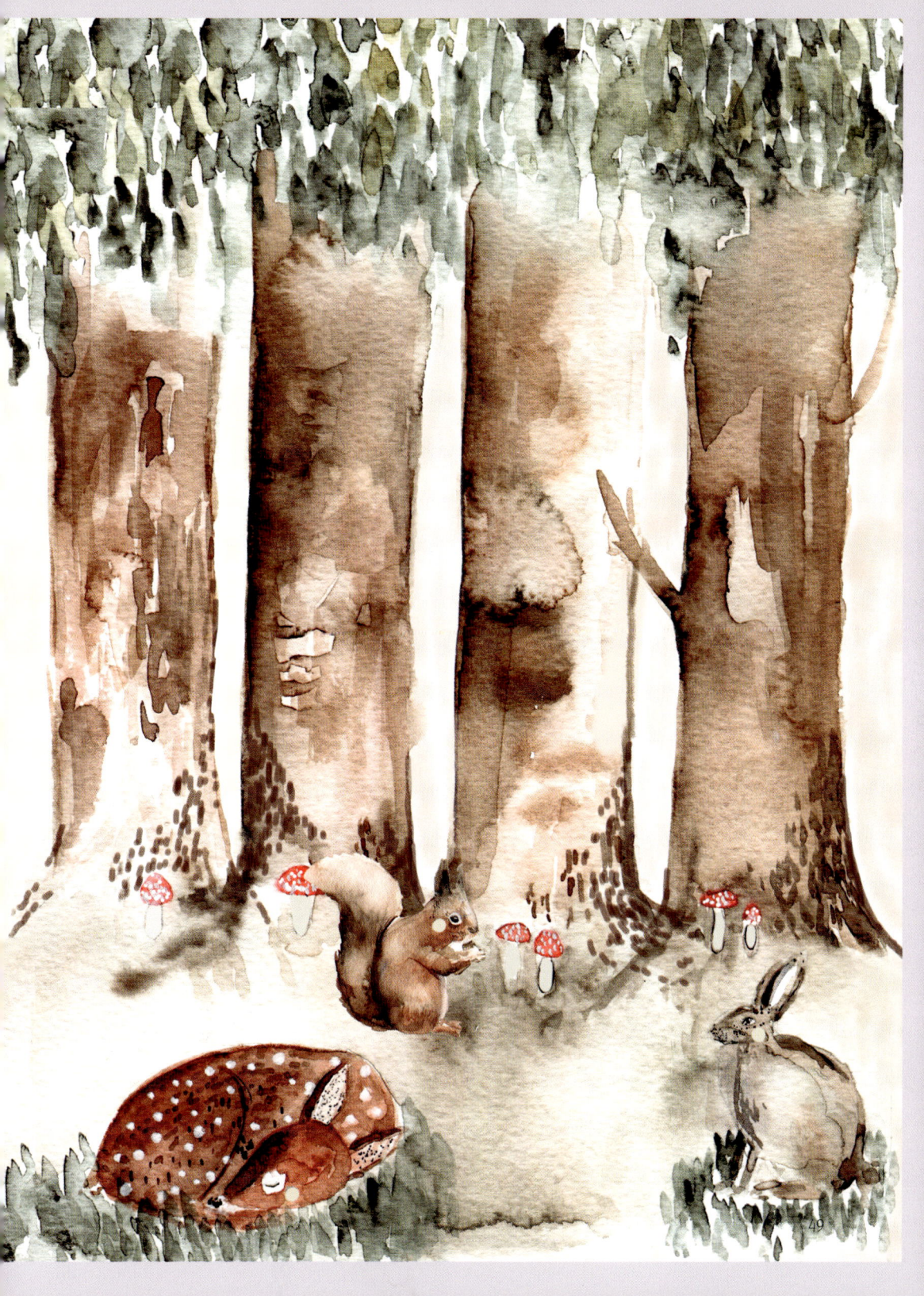

VOM TUN, DAS GLÜCKLICH MACHT

LET IT FLOW!

Abschalten, sich Zeit nehmen, die Welt vergessen: Mit einem Hobby kein Problem! Nicht umsonst klappern allerorten die Stricknadeln, wird landauf, landab gekocht, gebacken und eingemacht, gärtnern Großstädter in Hochbeeten auf ihren Dachterrassen oder bauen sich Heimwerkerkönige ihre Möbel selbst.

Selbermachen ist ein Schlüssel zum Glück. Das Prinzip ist einfach: Wenn wir unserer Lieblingsbeschäftigung nachgehen, vertiefen wir uns in das Tun und geraten dabei in einen Tätigkeitsrausch. Glückshormone werden ausgestoßen und die Arbeit scheint wie von selbst von der Hand zu gehen. Die Wissenschaft bezeichnet diesen be-

glückenden Zustand als Flow. Er stellt sich ein, wenn wir uns ohne Ablenkung konzentrieren können und dabei eine Herausforderung haben, der wir uns gewachsen fühlen. Das Glück liegt also offenbar im Delta zwischen Über- und Unterforderung.

Der Trick ist, klein anzufangen und kontinuierlich Größeres zu wagen. Das lässt nicht nur uns selbst wachsen, sondern auch unser Selbstvertrauen. Die kleinen und großen Erfolgserlebnisse machen uns stolz und lassen uns auch in anderen Lebensbereichen zuversichtlicher und mutiger werden.

In diesem Sinne: Leg los und mach dein Ding – es kann nur gut werden!

KREATIVE HOBBYS TO FLOW

Was ist deine Leidenschaft, die dich in den Flow bringt? Du weißt es noch nicht? Dann schau dir die Vorschläge unten an – vielleicht ist ja etwas dabei, das du gerne ausprobieren möchtest!

Handarbeiten
Für Einsteiger: Mit einfachen Projekten anfangen. Ein Kurs erleichtert den (Wieder-)Einstieg.
Für Profis: Schau mal über den Tellerrand hinaus. Wie wäre es mit Spinnen, Weben oder Stoffdruck?

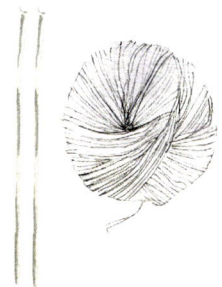

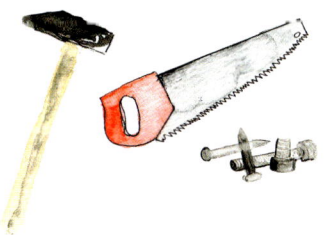

Heimwerken
Für Einsteiger: Gestalte Weinkisten oder Paletten um und verpass Kleinmöbeln ein Facelifting.
Für Profis: Zimmere deine eigenen Möbel. Platz zum Werkeln und passendes Werkzeug bieten z. B. offene Werkstätten.

Kunsthandwerk
Für Einsteiger: Finde heraus, was zu dir passt – Körbe flechten, töpfern, Glasperlen wickeln, Siebdruck, filzen ... Die Möglichkeiten sind endlos! Zum Ausprobieren sind Schnupperkurse ideal.
Für Profis: Vertiefe dein Können in einem Meisterkurs oder wage den nächsten Schritt mit einem Verkaufsstand auf einem Markt.

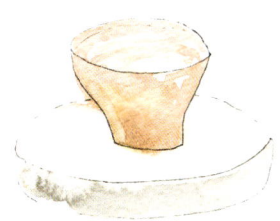

Malen & Zeichnen

Für Einsteiger: Es muss nicht gleich die ganz große Kunst sein, auch Malbücher für Erwachsene machen riesigen Spaß.

Für Profis: Probiere eine neue Technik oder ein neues Material aus. Wie wäre es mit Handlettering oder Fluid-Painting?

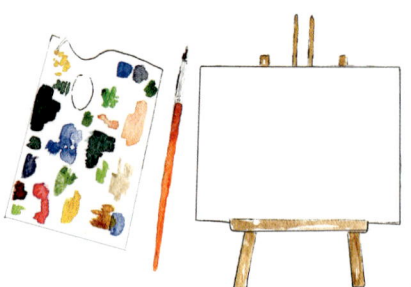

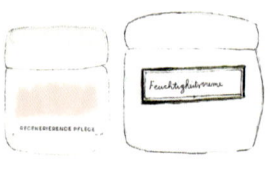

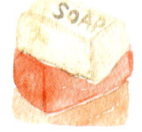
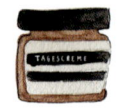

Kosmetik herstellen

Für Einsteiger: Badesalz, Peelings und Masken sind ohne großes Vorwissen schnell gemacht.

Für Profis: Seife sieden ist eine Kunst für sich. Probiere sie aus! Oder vertiefe dein Wissen über die Wirkung verschiedener Kräuter und Aromen.

Schreiben

Für Einsteiger: Lustige Sprüche, Aphorismen, Gedichte oder Tagebucheinträge sind ein super Übungsfeld.

Für Profis: Führe ein Schreibtagebuch, etwa als tägliches Warm-up, Ideenspeicher oder als Kummerkasten bei Schreibblockaden. Oder wäre ein Blog vielleicht etwas für dich?

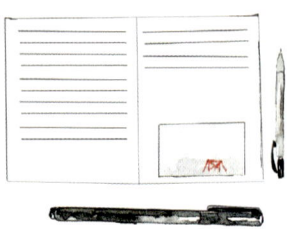

Kochen & Backen

Für Einsteiger: Nimm dir ein kleines Gebiet vor, auf dem du Profi werden möchtest, z. B. Kekse oder Salate, und arbeite dich daran ab.

Für Profis: Einfach mal in die Ferne schweifen und eine andere Küche kennenlernen – z. B. die vegane oder die persische.

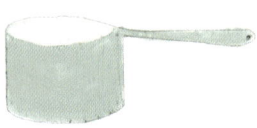

DIY: ORIGAMI-GLÜCKSSCHMETTERLING

DU BRAUCHST:

- 1 quadratisches Faltblatt in beliebiger Größe

> Origami bietet eine tolle Mischung aus Herausforderung, Konzentration und Erfolgserlebnis – perfekt für den Flow!

SO WIRD'S GEMACHT:

1. Falte das Papier in der Mitte und öffne es wieder. Drehe es um 90 Grad und falte und öffne es erneut.

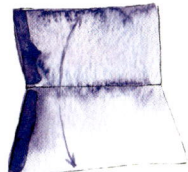

2. Falte nun die Diagonalen und öffne jeweils das Papier anschließend wieder.

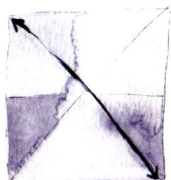

3. Leg die obere Kante auf die untere und klapp dabei die Seitenkanten nach innen, sodass ein Dreieck entsteht.

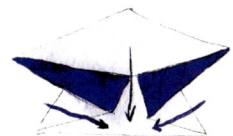

4. Klapp die obere Lage der seitlichen Spitzen zur Mitte nach oben. Wenden und um 180 Grad drehen.

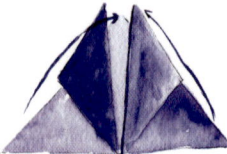

5. Die obere Lage der seitlichen Spitzen nach oben falten.

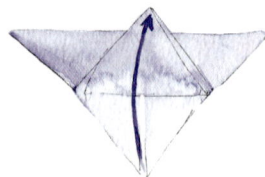

6. Die überstehende Spitze auf die Rückseite falten.

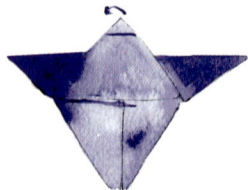

7. Wenden, einmal in der Mitte falten, sodass sich die Flügel aufstellen ...

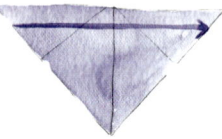

8. ... und losfliegen lassen!

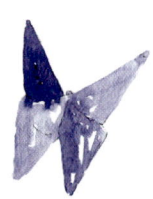

HAIKU, DIE JAPANISCHE KUNST DES DICHTENS

Haikus sind kurze, dreizeilige Gedichte, die im Präsens geschrieben sind und keinen Reim haben. Kurz und knapp werden Eindrücke und Gedanken in Worte gefasst. Entdecke den Poeten in dir und lass dich von den Illustrationen auf dieser und der nächsten Seite und dem Beispiel unten zu kleinen Gedichten im Haiku-Stil inspirieren!

Alter Teich.
Ein Frosch springt hinein.
Platsch!

frei nach Matsuo Bashō, 1644–1694

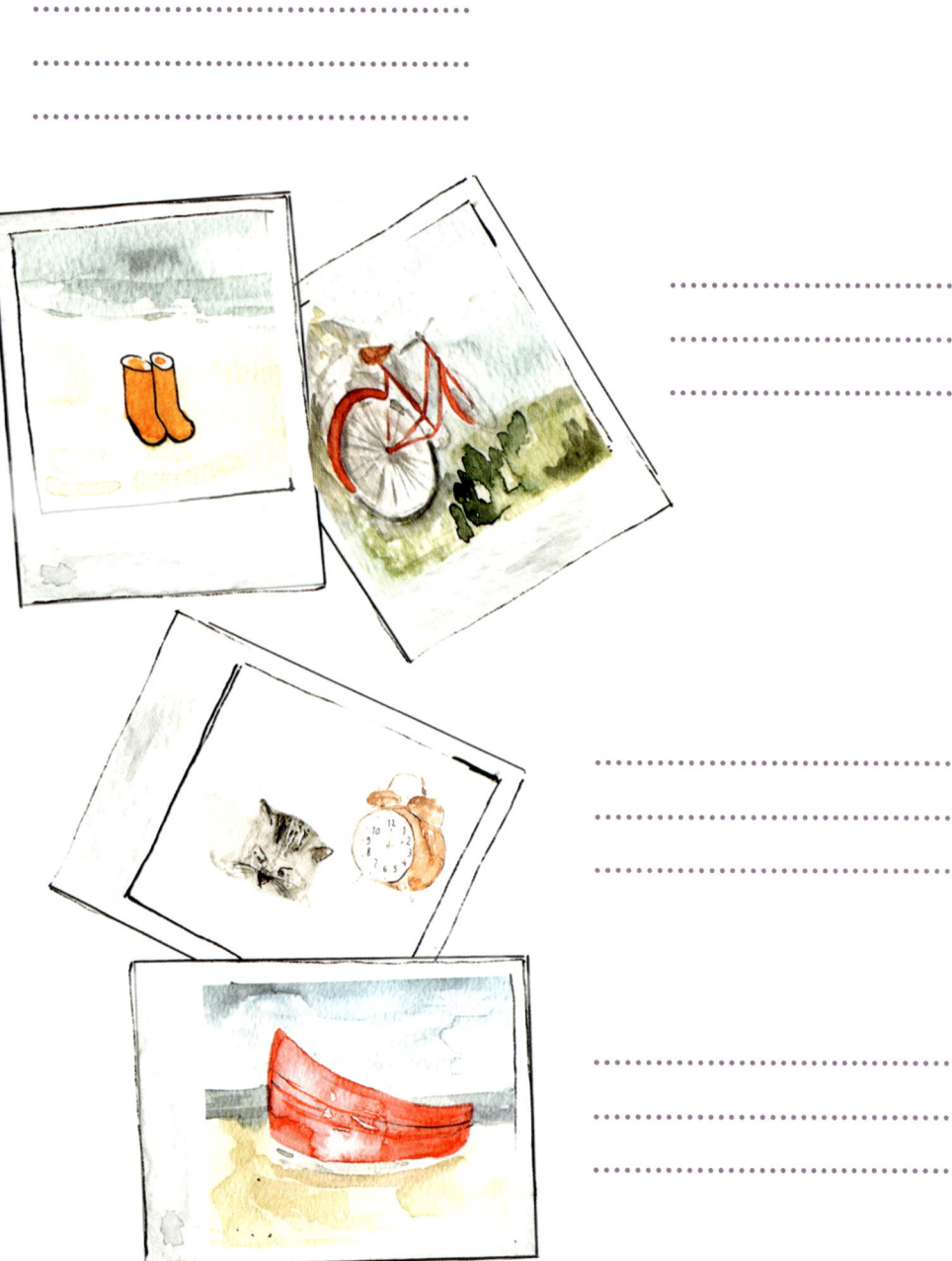

ENTSCHLEUNIGUNG ALS BEREICHERUNG

DIE SÜSSE KUNST DER LANGEWEILE

Müßiggang ist sprichwörtlich aller Laster Anfang. Es gilt als Zeitverschwendung, auf der faulen Haut zu liegen und Tagträumen nachzuhängen. Doch was, wenn diese Annahme nur ein großer Irrtum ist?

Zeit ist relativ, das erfahren wir im Alltag immer wieder. Es ist ein unlösbares Paradoxon: Je mehr wir uns beeilen, desto schneller scheint die Zeit davonzulaufen. Erst wenn wir stehen bleiben und die Zeit scheinbar vergeuden, gewinnen wir sie.

Viele Menschen fürchten sich vor dem Nichtstun – aus Angst vor Langeweile. Sie ist uns genauso zuwider wie Hunger, Durst und Schmerzen. Wer die Kunst des Nichtstuns jedoch beherrscht, findet keine Leere, sondern Muße.

Die beseelte Schwester der Langeweile lässt unsere Gedanken schweifen – manchmal so weit, dass sich mitten im Alltag eine Traumwelt auftut, in der wir uns für einige Zeit verlieren.

Tagträume sind wichtig, das belegen aktuelle Untersuchungen. Das Gehirn aktiviert währenddessen den „Default Mode", den Leerlauf. Es verarbeitet, ordnet und verknüpft so Informationen, und dabei finden wir nicht selten kreative Lösungen für aktuelle Probleme. So manches Genie soll schon beim Nichtstun von einem Geistesblitz getroffen worden sein!

Es lohnt sich also, hin und wieder offline zu gehen und den Gedanken eine Auszeit von der Wirklichkeit zu gönnen. Es ist ganz einfach: Welt aus, Kopfkino an!

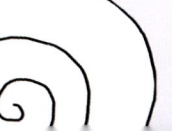
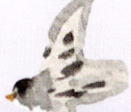

9 SMARTE WEGE ZUR DIGITALEN AUSZEIT

In einem Punkt sind sich die meisten Menschen einig: Der Alltag wäre angenehmer, würden mehr Menschen hin und wieder ihre Smartphones ausschalten. Leichter gesagt als getan? Versuchen wir es einfach mal!

Schalte das Smartphone lautlos (nicht auf Vibrationsalarm!), wenn du in Räumen bist, wo andere nicht gestört werden wollen, z. B. im Kino, in einer Besprechung, im Restaurant. Musst du dringend telefonieren, verlasse den Raum.

Trennung auf Zeit steigert deine Konzentration. Ein Smartphone zieht auch dann Gehirnkapazität ab, wenn du es nur in deiner Nähe weißt – das ist wissenschaftlich bewiesen. Pack es also wirklich weg.

Der analoge Gesprächspartner geht vor: Schenke ihm stets deine volle Aufmerksamkeit. Das ist ein Zeichen der Wertschätzung und der Höflichkeit. Und du kannst später ganz einfach zurückrufen!

Nimm den Druck raus und erwarte nicht von anderen, dass sie immer sofort auf deine Nachrichten antworten. Das befreit auch dich von der Pflicht, immer verfügbar zu sein.

Richte feste Zeiten für das Lesen von Nachrichten oder E-Mails ein. So kannst du dazwischen konzentriert und effizient arbeiten und verpasst trotzdem nichts.

Verbringe die schönsten Momente deines Lebens nicht damit, sie in Bild und Ton festzuhalten, sondern genieße sie im Hier und Jetzt. Das Leben findet schließlich nicht in deinem Smartphone statt!

Digital Detox: Schalt das Smartphone bewusst auch mal für längere Zeit ab und genieß es, in dieser Zeit nicht gestört und abgelenkt zu werden.

Verbann das Smartphone aus dem Schlafzimmer. Experten sehen in dem Gerät eine Ursache für zu wenig und schlechten Schlaf.

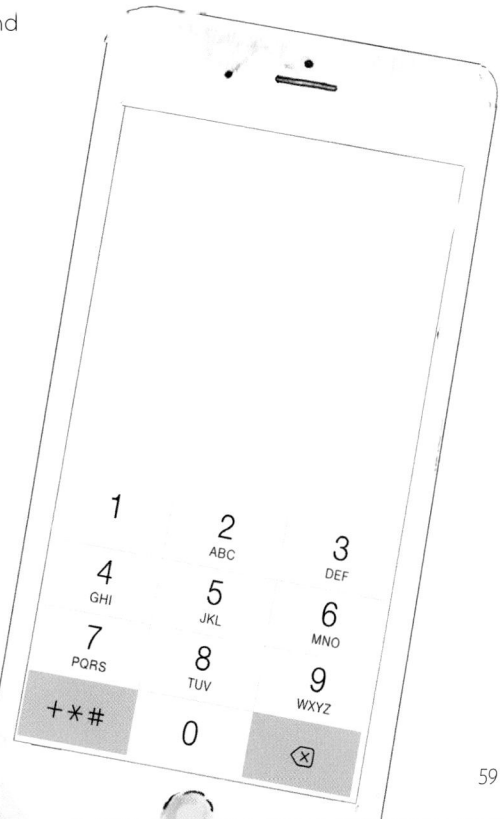

Sei ein Vorbild für Kinder: Wenn du selbst klug und maßvoll mit dem Smartphone umgehst, werden sie es auch tun.

SLOW LIFE – LEBE LIEBER LANGSAMER

„Langsamer, bewusster, menschlicher!" ist das neue „Höher, schneller, weiter!": Immer mehr Menschen sehnen sich nach Entschleunigung, nach mehr Zeit für das Wesentliche und Ruhe für bewusste Erfahrungen. Die Slow-Bewegung verkörpert diesen Trend: Slow Food, Slow Fashion, Slow Travel, Slow Work ... Die Philosophie lässt sich auf viele Lebensbereiche anwenden. Hier ein paar praktische Beispiele für den eigenen Alltag.

Slow Food: Zelebriere die Ess- und Trinkkultur und setze so ein Zeichen gegen uniformes Fastfood und Fertiggerichte. Es geht darum, gesundes Essen mit Liebe zuzubereiten und in Ruhe zu genießen. Achte bei der Wahl der Zutaten auf Qualität, Bio-Siegel, Regionalität und Nachhaltigkeit. Saisonale Rezepte aus der heimischen Küche sind dabei perfekt.

Slow Love: Die alte Weisheit „Liebe braucht Zeit" hat nichts an Aktualität verloren. Mehr denn je gilt: Ob du jemandem etwas bedeutest, kannst du daran erkennen, ob er sich Zeit für dich nimmt. Schenke dem Menschen, den du liebst, Zeit für intensive Gespräche, Gefühle und gemeinsame Unternehmungen. Lass dich ganz auf ihn ein. Das gilt auch, wenn du jemanden erst kennenlernen willst.

Das Gleiche gilt für Freundschaften: Zeit, die du mit deinen Freunden verbringst, ist Zeit, die dir (in Erinnerung) bleibt! Ihr müsst nichts Besonderes machen, das bloße Zusammensein lässt emotionale Bindungen, Vertrauen und Fürsorge wachsen. Das Gefühl, dass wir Zeit füreinander haben, ist die höchste Form der Zuwendung.

Slow Sex: Zeit für Lust und Zärtlichkeit – das ist die Devise. Es geht nicht um die Jagd nach Höhepunkten oder um inszenierte Erotik. Vielmehr genießen die Partner einander lange, langsam und vor allem bewusst. Gemeinsam geht es auf eine sinnliche Entdeckungsreise; was zählt, ist Intimität. Das hebt die Sexualität auf eine ganz neue Ebene und kann zu einem Gefühl (noch) tieferer Verbundenheit und Zufriedenheit führen.

Slow Work: Karriere ist nicht alles. Immer mehr Menschen verzichten auf einen Teil ihres Einkommens zugunsten von mehr freier Zeit, etwa für ihre Familie. Minimalismus heißt das Motto: Wer Verzicht übt und weniger konsumiert, verbraucht weniger Geld, und folglich muss er weniger arbeiten. Möglichkeiten dazu gibt es viele, von Teilzeit bis zum Sabbatical.

Slow Travel: Lass den Charterflug in den All-inclusive-Urlaub sausen und mach dein eigenes Ding. Vor allem mach es langsam, achtsam und ohne Reiseführer. Je weniger Fotos du hinterherjagst, je weniger Sehenswürdigkeiten du abklapperst, je weniger du dich beeilst, desto mehr wirst du entdecken. Und dazu musst du gar nicht weit reisen – manchmal liegt der schönste Ort direkt vor deiner Haustür.

Slow Fashion: Nichts altert so schnell wie die Mode. Dass es auch anders geht, zeigt die Slow-Fashion-Bewegung, die auf Nachhaltigkeit in der Textilbranche setzt. Auch du kannst einen Beitrag leisten, indem du Kleidung tauschst, leihst, upcyclest und fair oder Secondhand kaufst. Wenn du außerdem auf Qualität und zeitlose Designs achtest, hält deine Garderobe garantiert länger als nur eine Saison.

Slow Gardening: Gartenfreude ohne Stress und Hektik – beim Slow-Gardening ist das Programm. Das Wohl von Flora und Fauna steht im Vordergrund, das Grün darf im Einklang mit den Jahreszeiten wachsen und wuchern; man legt nur Hand an, wo es unbedingt sein muss. Akkurat geschnittene Hecken und ein getrimmter Englischer Rasen sind passé. Dafür dürfen Brennnesseln und heimische Kräuter wachsen und die Wildbienen und Schmetterlinge erfreuen.

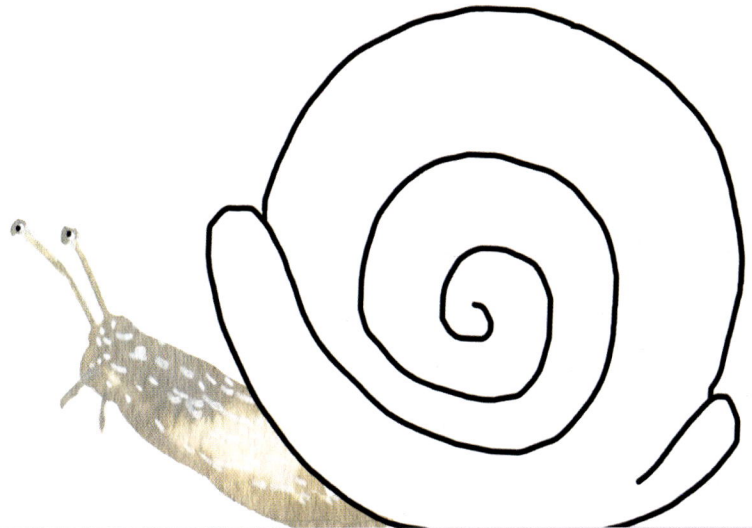

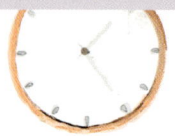
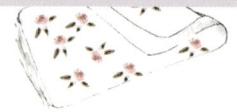
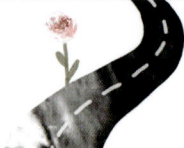
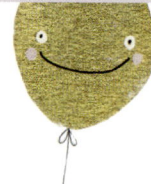
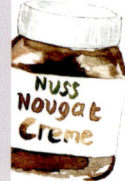

ÜBER DIE AUTORIN

Susanne Pypke ist Diplom-Journalistin und lebt im Stuttgarter Westen als freie Lektorin und Autorin. Selbermachen ist für sie kein Hobby, sondern eine Lebenseinstellung. Sie entwirft Bastelideen für jedes Alter, baut ihr eigenes Gemüse an, sägt und schraubt an der Werkbank, designt mit Wolle und Stoff oder zaubert in ihrer Küche. Dabei denkt die Mutter von zwei Kindern viel über Themen wie Nachhaltigkeit und Achtsamkeit nach. Einen Einblick in ihre Arbeit gibt es unter **fraeuleinfloh.blogspot.de.**

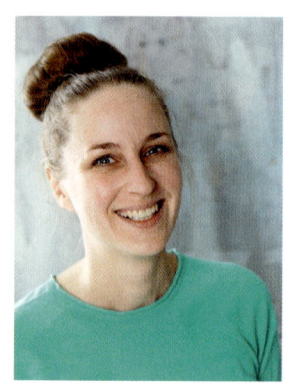

ÜBER DIE ILLUSTRATORIN

Isabelle Vandeplassche liebt es, Tiere, Pflanzen und Menschen zu illustrieren. All ihre Illustrationen sind handgefertigte Aquarelle, inspiriert von der Natur und ihren Reisen. In Belgien aufgewachsen, lebt sie heute in der Nähe von Dortmund und bietet in ihrem Etsy-Shop belliesartboutique ihre Illustrationen zum Kauf an. Einen Blick in ihre tägliche Arbeit kann man auf Instagram werfen: **@belliesartboutique.**

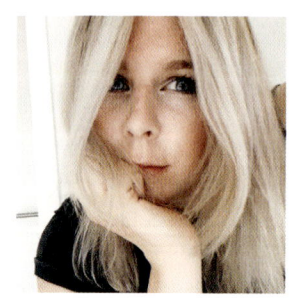

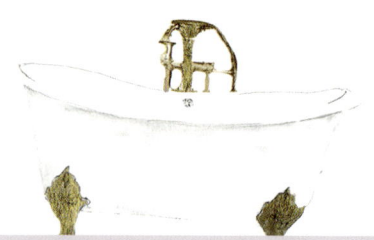

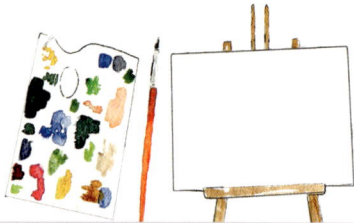

Buchempfehlungen für Sie

DIE NEUE REIHE: WISSENSWERT – WERTVOLL – VOLL IM TREND

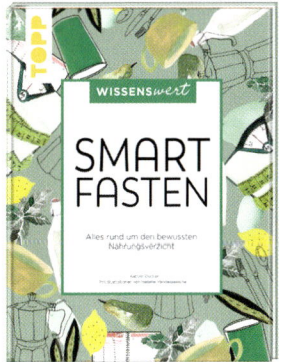

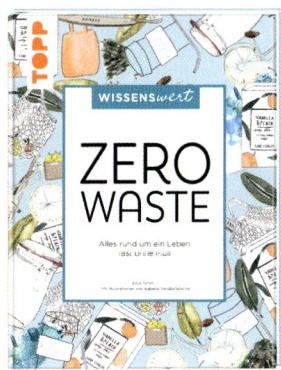

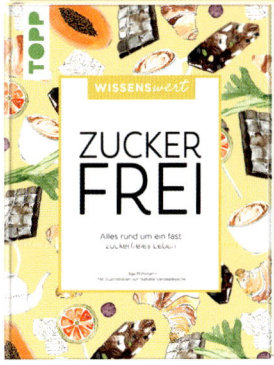

ISBN 978-3-7724-7484-2   ISBN 978-3-7724-7486-6   ISBN 978-3-7724-7487-3

Kreativ-Bücher finden Sie auf www.TOPP-kreativ.de

IMPRESSUM

TEXTE: Susanne Pypke
ILLUSTRATIONEN: Isabelle Vandeplassche (belliesartboutique)
PRODUKTMANAGEMENT: Stephanie Iber und Janina Vogel
LEKTORAT: Stephanie Iber
LAYOUT: Eva Grimme, Tatjana Ströber
HERSTELLUNG UND SATZ: Eva Grimme
DRUCK UND BINDUNG: PNB Print Ltd, Lettland

1. Auflage 2019
© 2019 frechverlag GmbH, Turbinenstraße 7, 70499 Stuttgart
ISBN 978-3-7724-7485-9 · Best.-Nr. 7485